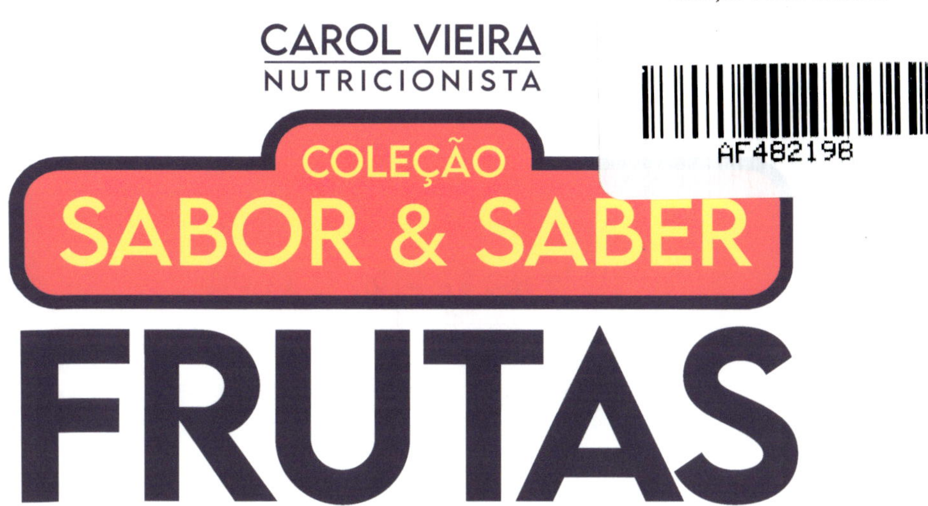

FRUTAS

NUTRIÇÃO DIVERTIDA PARA CRIANÇAS

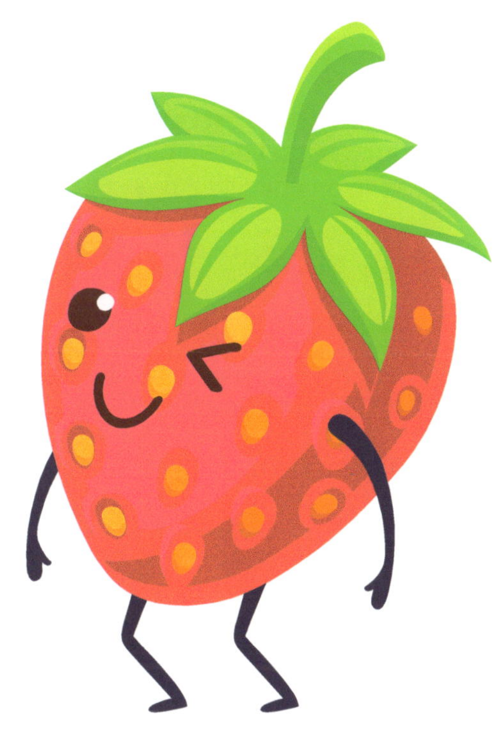

PARA PAIS E FILHOS

Copyright © 2023 by Carol Vieira
All rights reserved.

Book design: Sergio Nisenbaum

Dados Internacionais de Catalogação na Publicação (CIP)
(Câmara Brasileira do Livro, SP, Brasil)

Vieira, Carol
Nutrição divertida para crianças para pais
e filhos : frutas / Carol Vieira. -- São Paulo :
Carolina Vieira da Silva, 2023. -- (Coleção sabor & saber)

ISBN 978-65-00-85557-9

1. Alimentação saudável - Literatura
infantojuvenil 2. Frutas - Literatura
infantojuvenil I. Título II. Série.

48 p.; 6" x 9" (15,10cm x 22,8cm).

23-179977   CDD-028.5

Índices para catálogo sistemático:
1. Literatura infantil 028.5
2. Literatura infantojuvenil 028.5

Aline Graziele Benitez - Bibliotecária - CRB-1/3129

This book has been designed using resources from
freepik.com under premium license, August 2023.

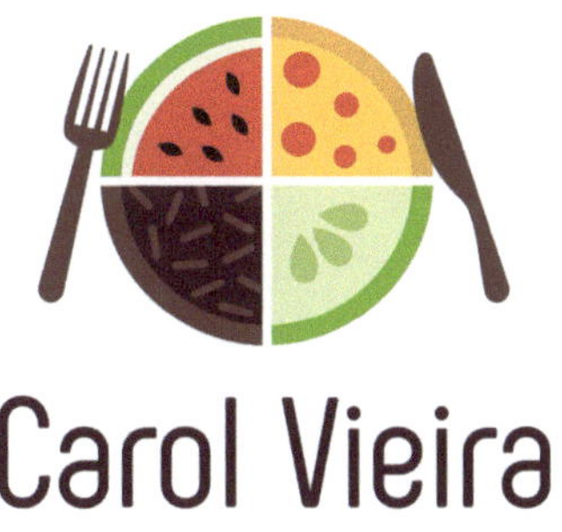

Sou Nutricionista Clínica com abordagem comportamental, pós-graduada pela USP em Nutrição Clínica. O meu trabalho tem atravessado fronteiras e abraçado pessoas em vários pontos do mundo. Eu digo que tenho abraçado pessoas, porque o meu trabalho vai muito além de cuidar da alimentação. Meus pacientes são acolhidos com suas histórias, dores e limitações. Com a minha abordagem comportamental consigo olhar os pacientes como um todo e isso engloba todas as faixas etárias.

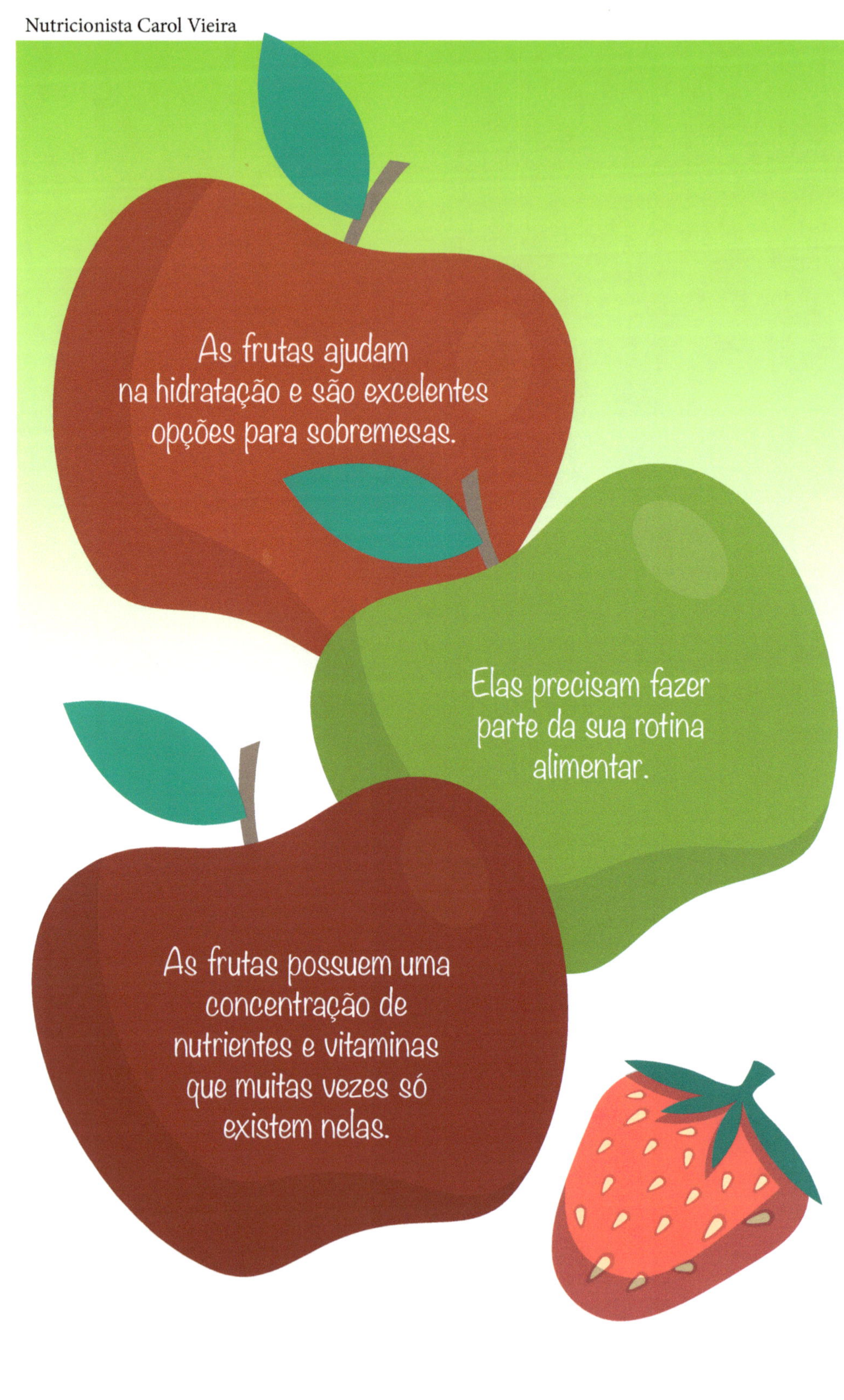
As frutas ajudam
na hidratação e são excelentes
opções para sobremesas.

Elas precisam fazer
parte da sua rotina
alimentar.

As frutas possuem uma
concentração de
nutrientes e vitaminas
que muitas vezes só
existem nelas.

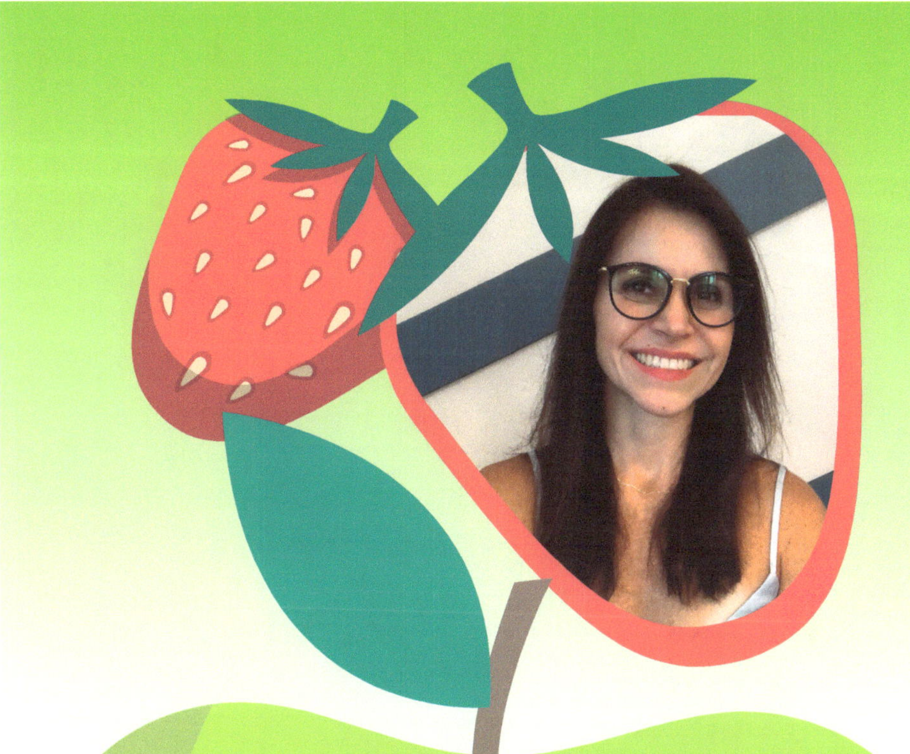

Eu sou a Carol, uma nutricionista apaixonada pela nutrição descomplicada, com enfoque na comida de verdade. Tenho a plena convicção de que construímos a base alimentar na infância e me dedico a ensinar a nutrição de forma gostosa, divertida e nutritiva para as crianças e todos os meus outros pacientes. Comer de forma saudável não significa excluir alimentos e sim incluir alimentos de verdade.. As crianças estão sempre abertas para aprender e quando são envolvidas na compra, na higienização e no preparo, elas se aproximam mais dos alimentos e começam a perceber suas preferências, como no caso das frutas. É importante incluir frutas no café da manhã, lanches e sobremesas, e neste livro você e seu filho irão se inspirar com sugestões deliciosas!

Abacate

Prazer, eu sou o abacate e dizem que eu tenho uma barriguinha. É verdade, quando estou partido ao meio, o caroço parece a minha barriguinha. Acho divertido! Você sabia que se plantar o caroço pode nascer uma árvore linda e você vai poder colher abacate? Eu possuo uma gordura muito boa que ajuda no bom funcionamento do seu corpo. Você pode comer abacate com torrada e ovo. Hummm... deu até fome!

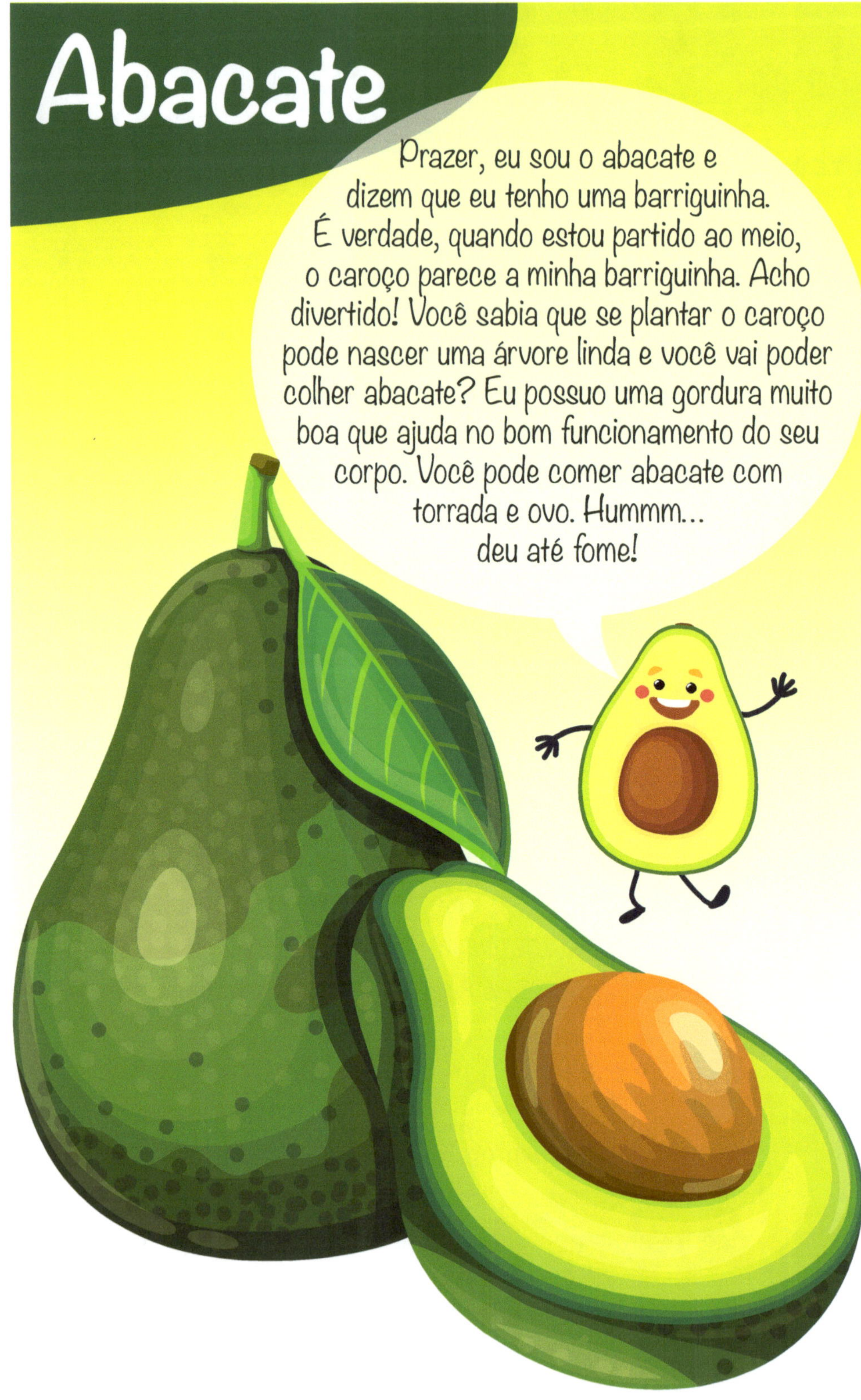

Abacaxi

Sou uma fruta muito especial, tenho até uma coroa! Sou rica em vitamina C, que evita tosses e resfriados. Além de ter a coroa, quando estou em fatias eu pareço um sol. Você já experimentou comer uma rodela de abacaxi grelhado na frigideira com canela? Fica delicioso! Peça para algum adulto fazer para você.

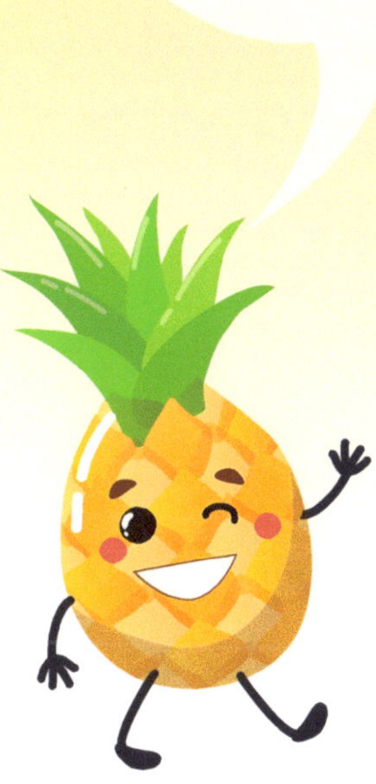

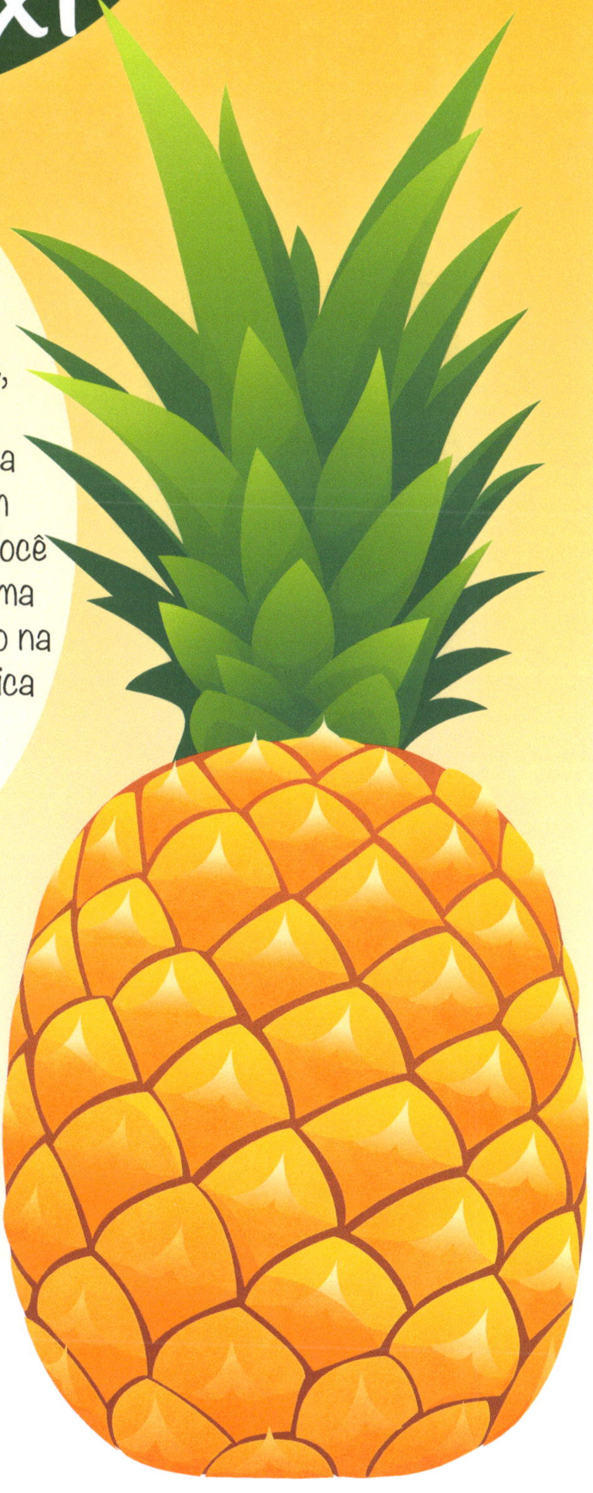

Amora

Tenho um cachinho, mas não sou a uva. Minhas bolinhas são pequenininhas e preenchem a boca com um sabor delicioso. Sou a amora! Eu possuo vitamina C, que ajuda a fortalecer os seus ossos. Viu como sou especial? Você pode comer a amora com outras frutas vermelhas, manga e até banana. Fica uma delícia!

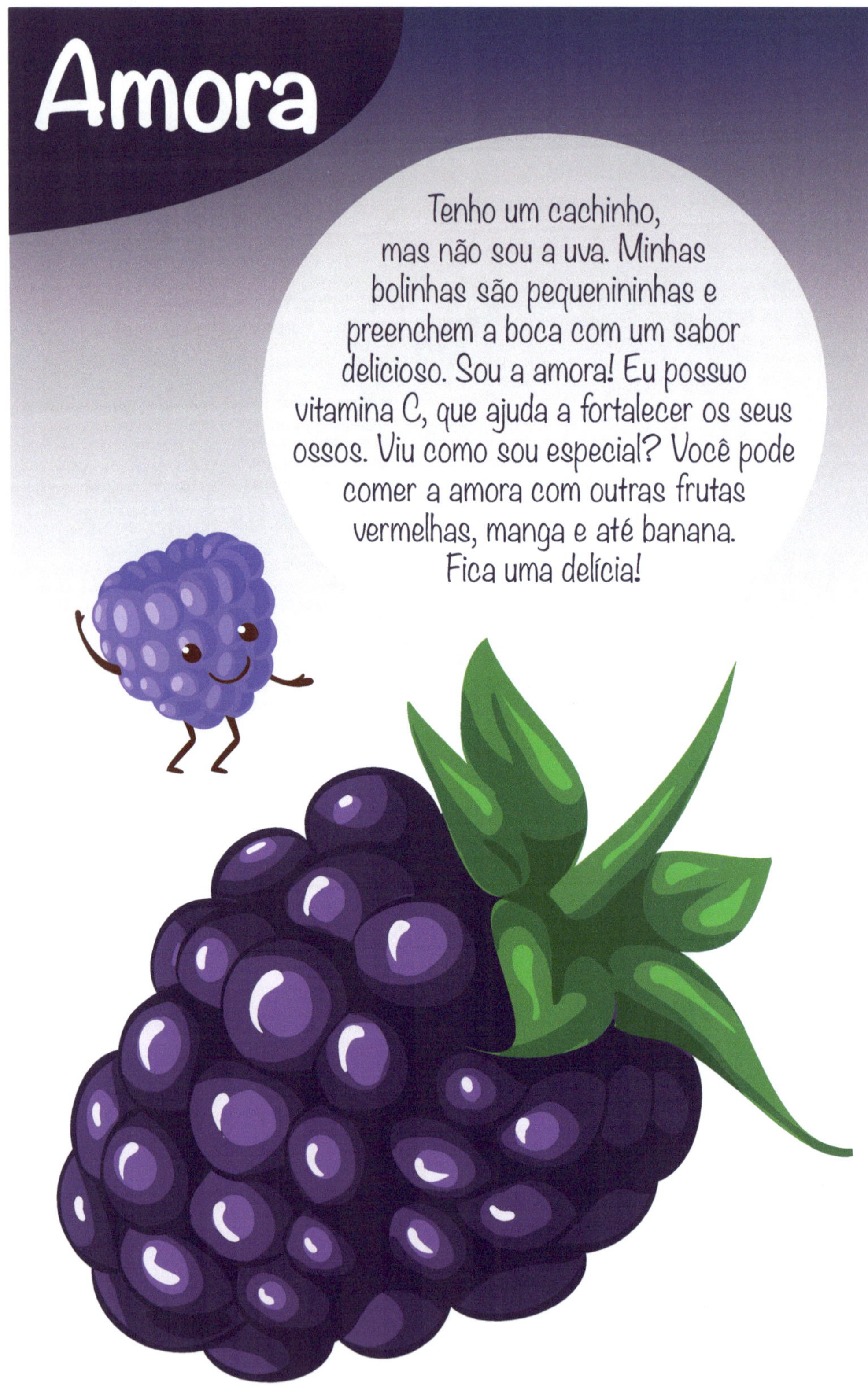

Banana

Eu tenho certeza que você já
me conhece. Eu sou a banana, uma fruta
que quase todo mundo gosta. Sou muito
versátil na culinária: por exemplo, dá para fazer
cookies de banana com chocolate e bolos deliciosos
comigo. Geralmente as crianças adoram me levar de
lanche para a escola. Eu ajudo a evitar cãibras e
te deixo com mais disposição para brincar.
Quais são as letras que se repetem
no meu nome?

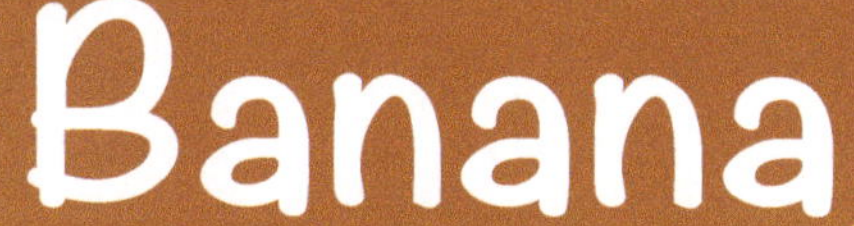

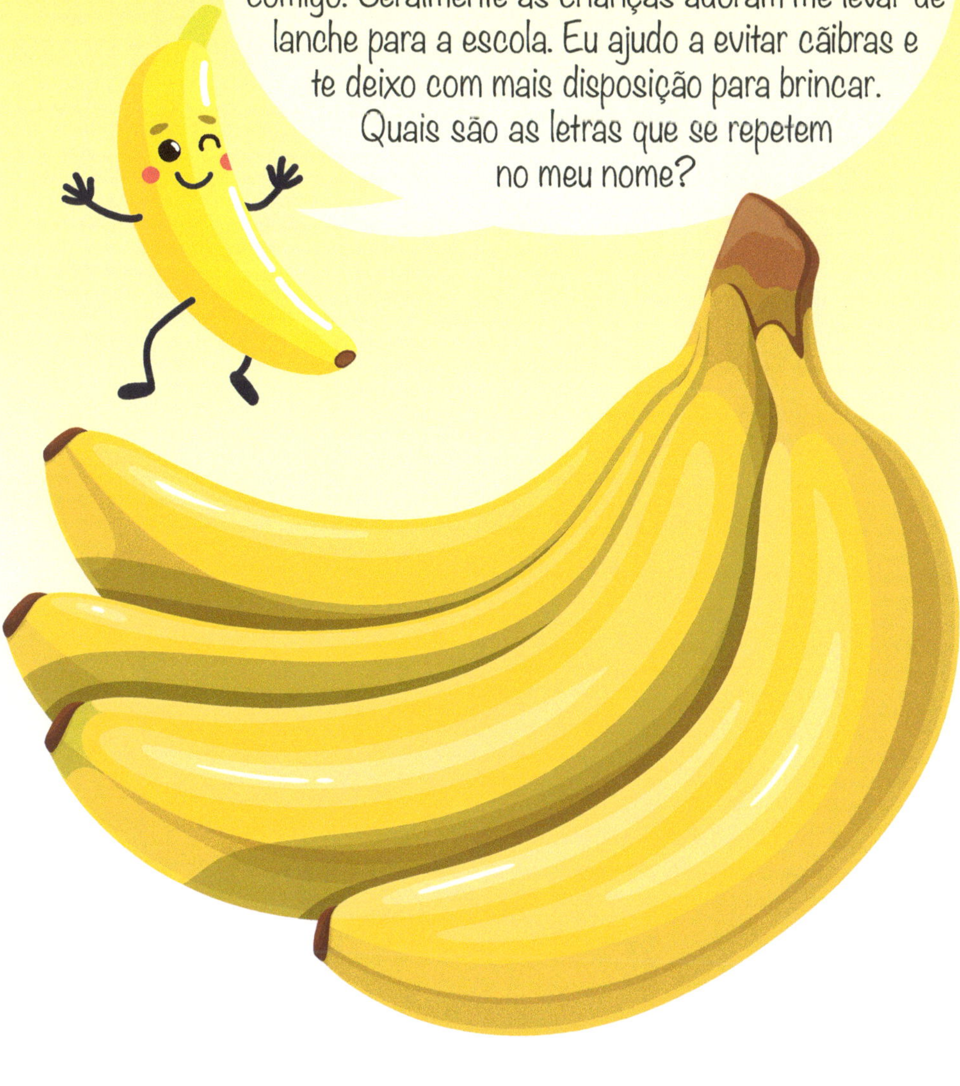

Cereja

Nem preciso dizer que sou a cereja, uma fruta muito elegante. Sou vermelha porque possuo um poderoso antioxidante que previne várias doenças. Você sabia que eu tenho um caroço bem pequeno? Antes de comer, é importante pedir para um adulto retirar o caroço para você, pois assim evita de engasgar. Vou te dar um desafio: que tal comer 4 cerejas ainda nesta semana?

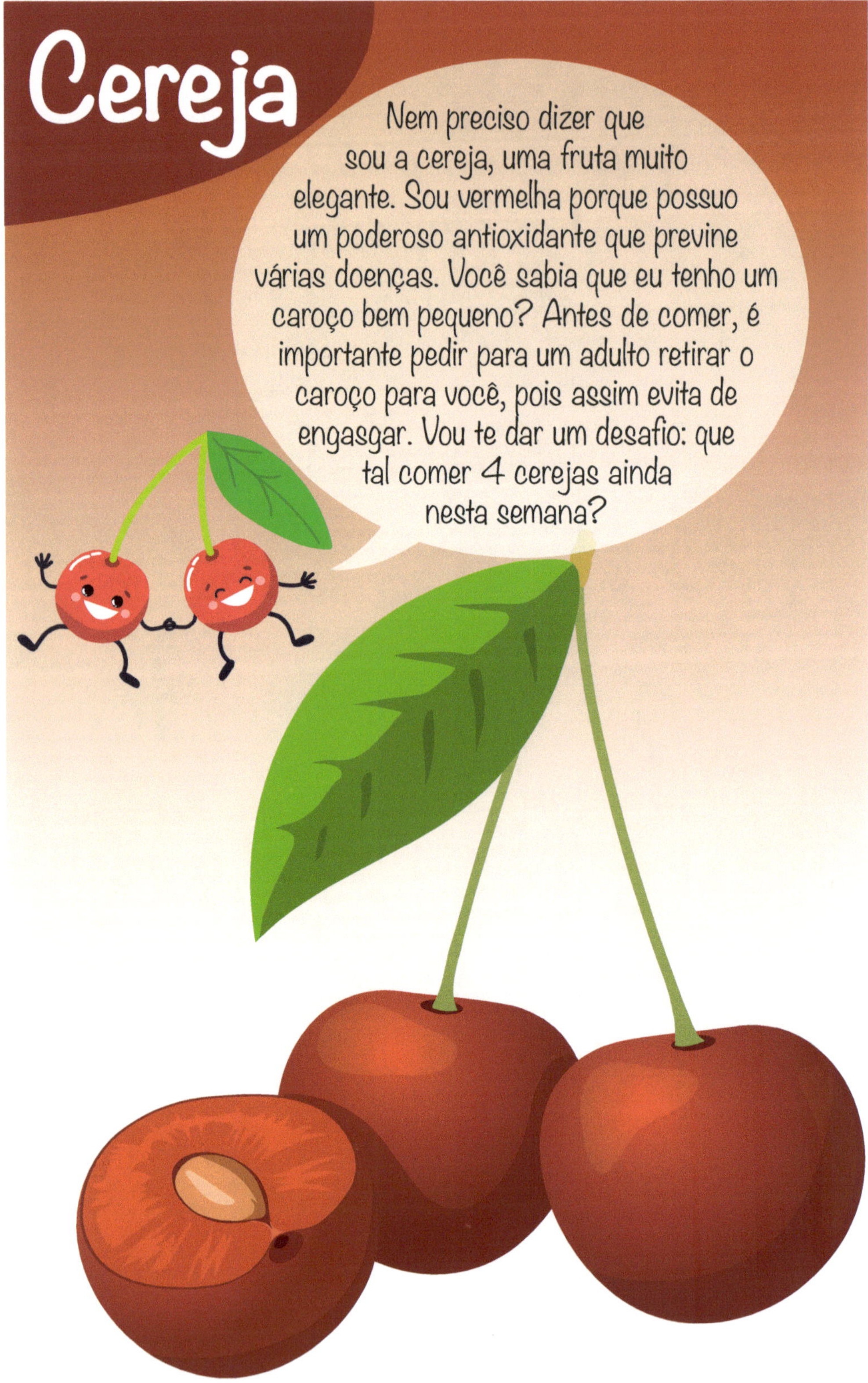

Framboesa

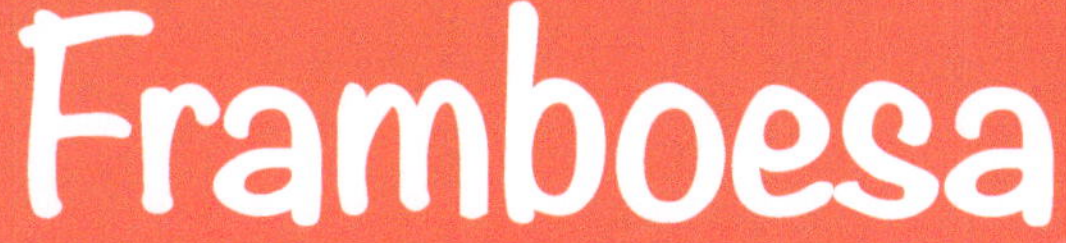

Prazer, eu sou a framboesa.
Qual é o seu nome?
Eu tenho um detalhe bem especial: você já
percebeu que tenho um buraquinho em mim?
Sou uma frutinha bem delicada, docinha e
saborosa. Sou rica em vitamina C e ajudo na
cicatrização se você se machucar.
Já comparou o meu tamanho com o tamanho
da minha amiga melancia?
Somos bem diferentes, mas somos
felizes e amigas.

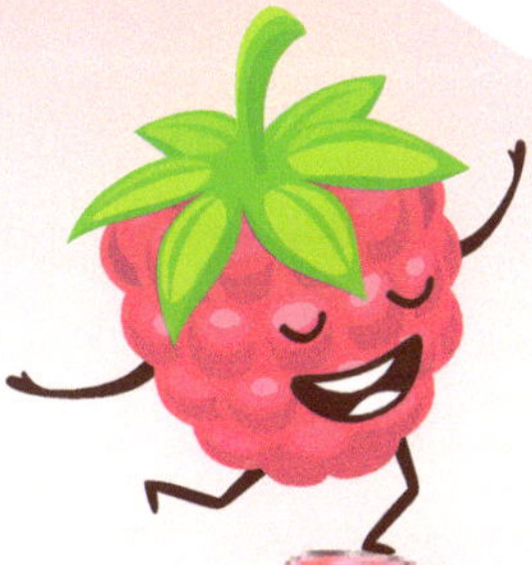

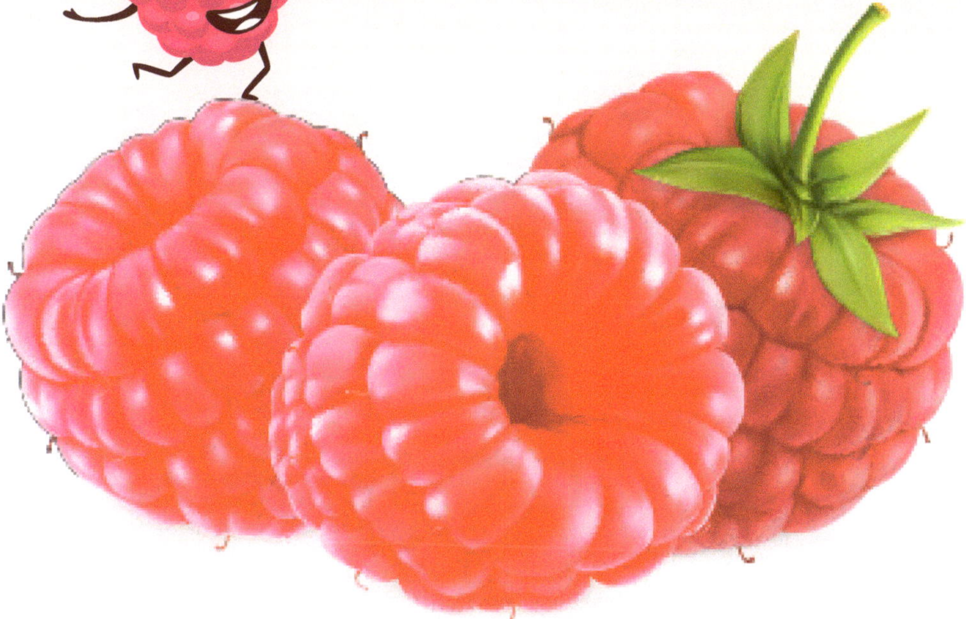

Kiwi

Olá, com qual letra começa o seu nome? O meu começa com K, porque eu sou o kiwi. Minha casca tem uns pelinhos fofinhos e eu sou lindo por dentro. Você sabia que tem dois tipos de kiwi, o verdinho e o dourado? Os dois, quando maduros, são bem docinhos. Sou rico em vitamina C e excelente para ser consumido como sobremesa após o almoço e o jantar. Que tal pedir para um adulto cortar em rodelinhas e colocar no pratinho para você? Fica bonito de se ver e comer!

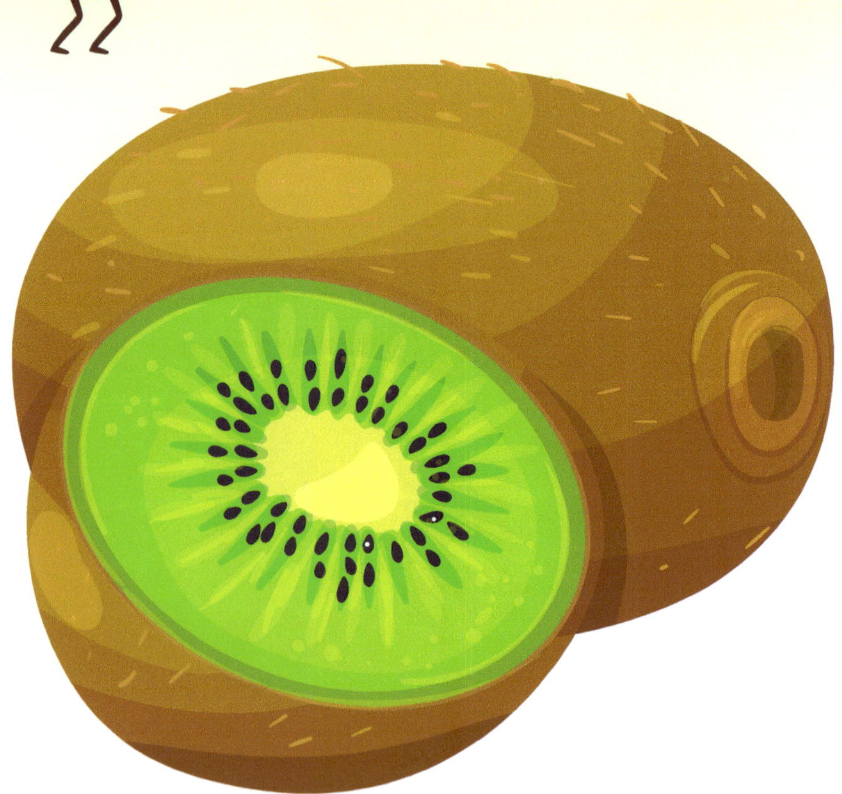

Laranja

Adivinha quem eu sou. Tenho o formato redondo e tenho uma cor muito bonita. Meus pedacinhos ou o meu suco ajudam a não ter anemia. Sou excelente opção para a sobremesa após o almoço ou o jantar. Peça ajuda de um adulto para me descascar e cortar. Crianças devem ser protegidas!

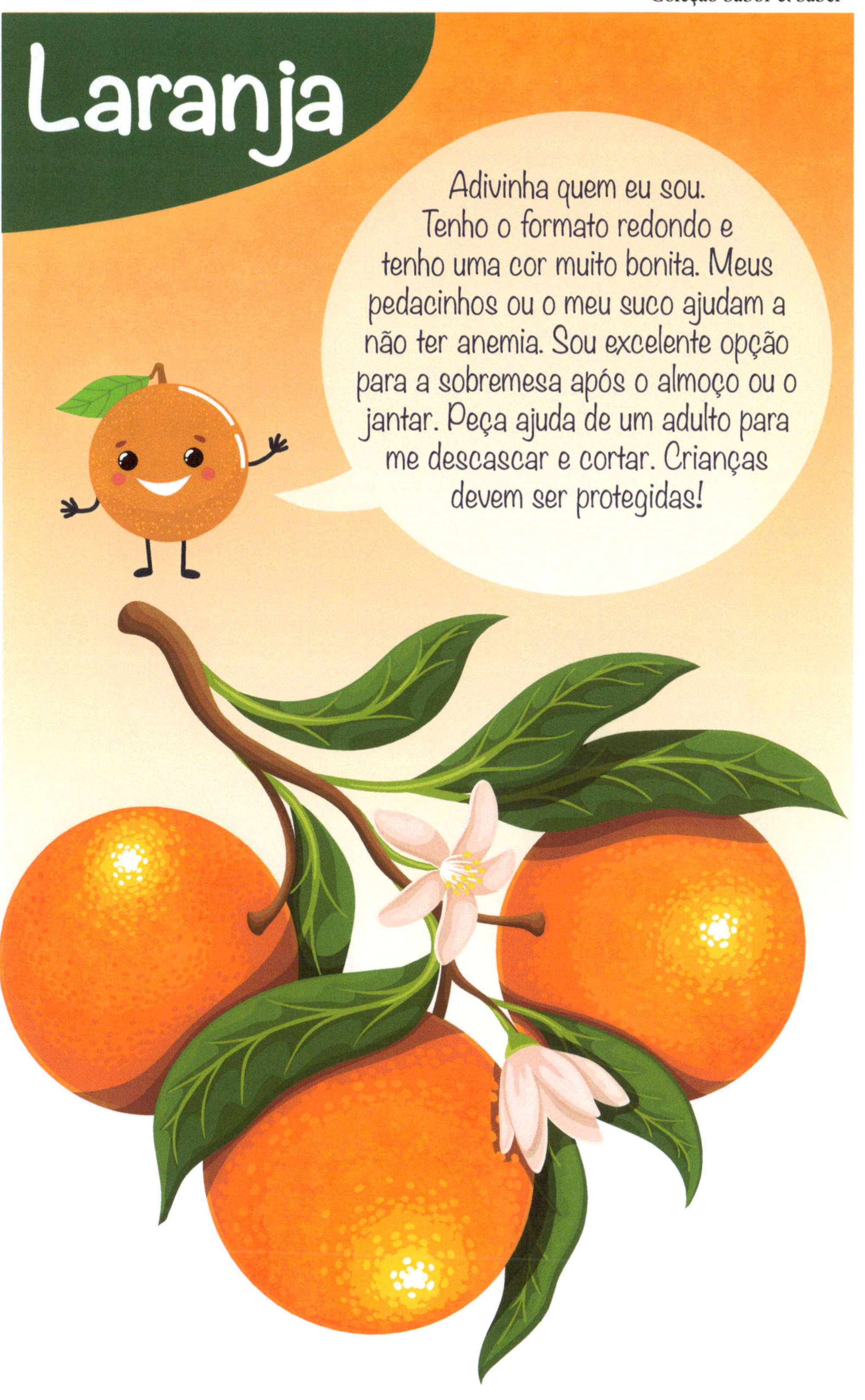

Limão

Eu sou muito famoso por ter
bastante vitamina C. Sou azedo, mas
sirvo para fazer suco, chá para gripe, bolo,
doces e temperar salada. Sabe quem sou eu?
Sou o limão! No calor posso te refrescar com o
suco ou sorvete. Eu posso te proteger de
muitas doenças, te deixando mais forte e
melhorando sua atenção no aprendizado.
Agora um desafio para você:
tenta chupar um limão
sem fazer careta!

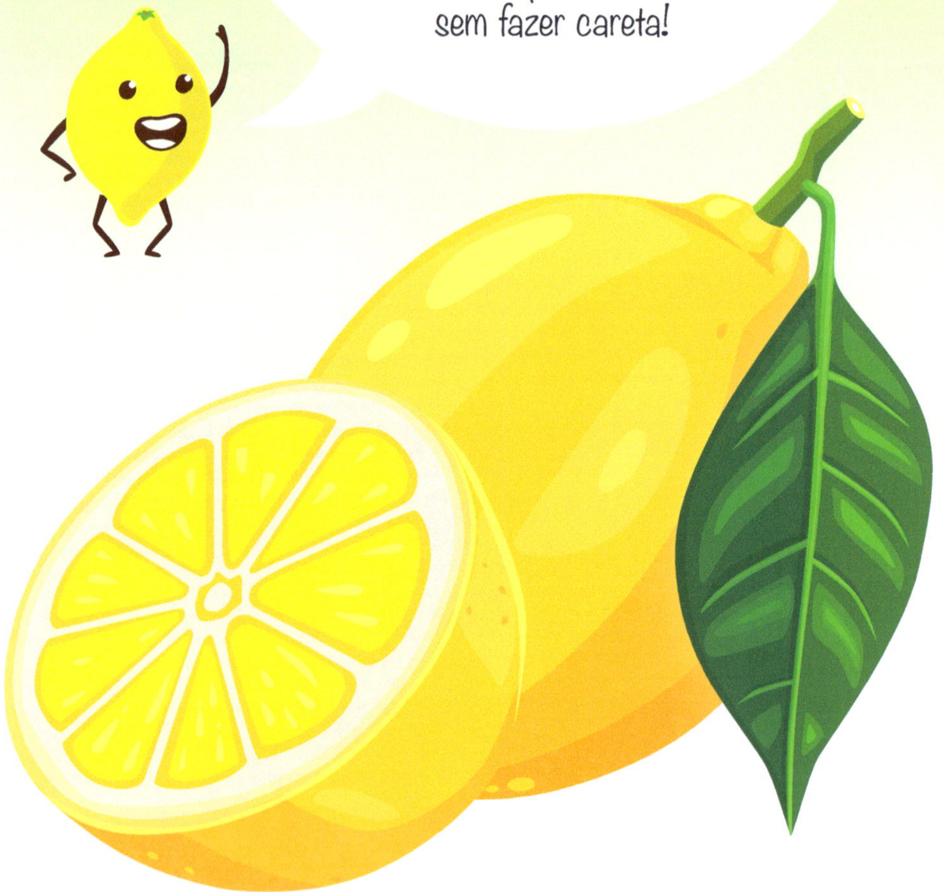

Maçã

Olá, eu sou a maçã e posso ser de duas cores: vermelha ou verde. Eu tenho muita água, o que ajuda na sua hidratação. Você pode me levar de lanche para o parque quando for brincar. Eu tenho uma pergunta: você come maçã com casca ou sem casca? Sabia que com casca é mais saudável?

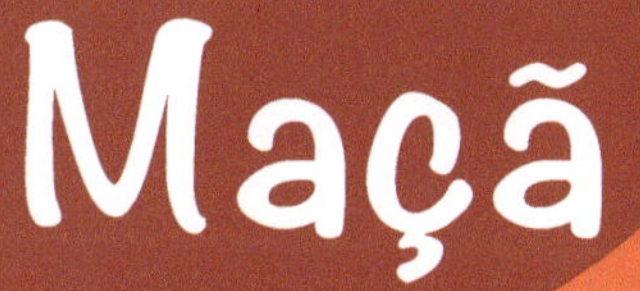

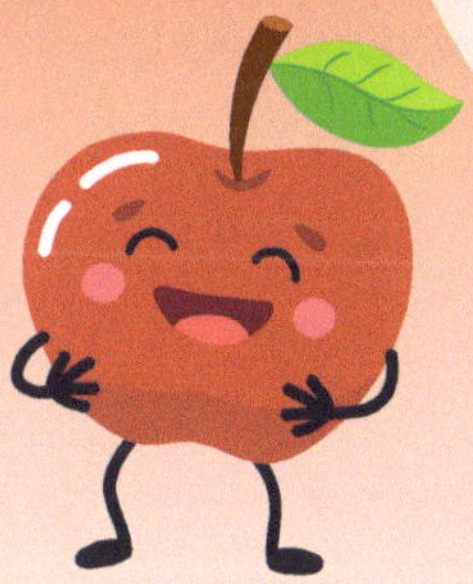

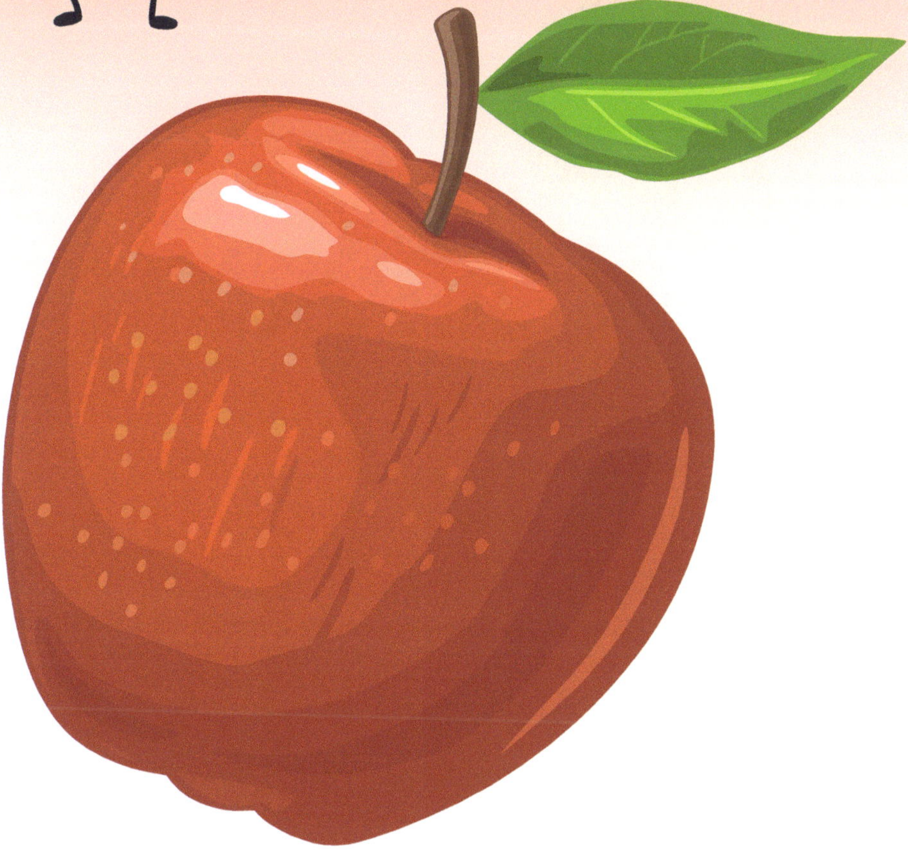

Mamão

Sou uma fruta que as pessoas adoram comer pela manhã. Já sabe quem sou eu? Sou o mamão! Tenho um sabor doce, saboroso e várias sementinhas dentro de mim. Anota aí uma excelente dica para você. Já comeu mamão com leite em pó polvilhado? Fica uma delícia! Eu tenho muitas fibras que facilitam no funcionamento da sua barriguinha e tenho vitaminas C e E, que ajudam na saúde da pele. Vamos comer um pouco de mamão hoje?

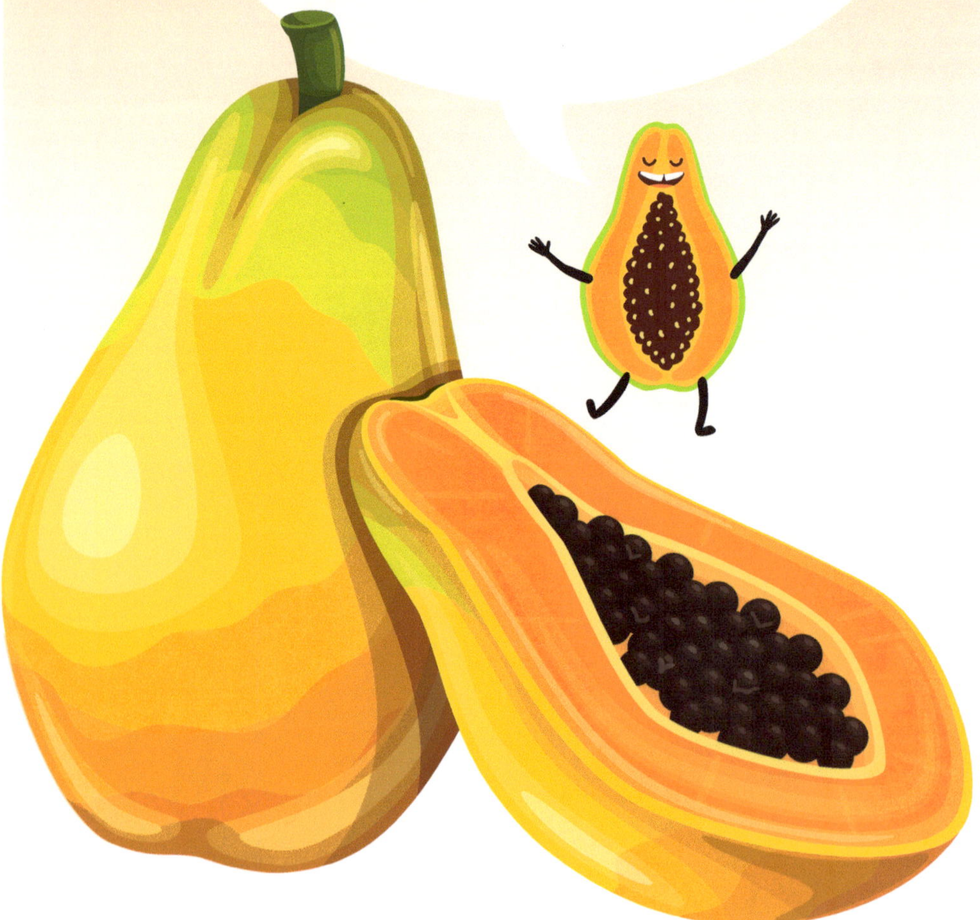

Manga

Adivinha quem sou eu.
Meu nome começa com M, por dentro tenho uma cor amarela bem vibrante, um aroma e um sabor deliciosos. Ah, eu tenho um caroço bem grande dentro de mim. Já sabe quem sou eu? Sou a manga!! Sabia que eu contribuo para um sono de qualidade por ter vitamina B6? Que tal comer alguns pedacinhos de manga após o jantar?

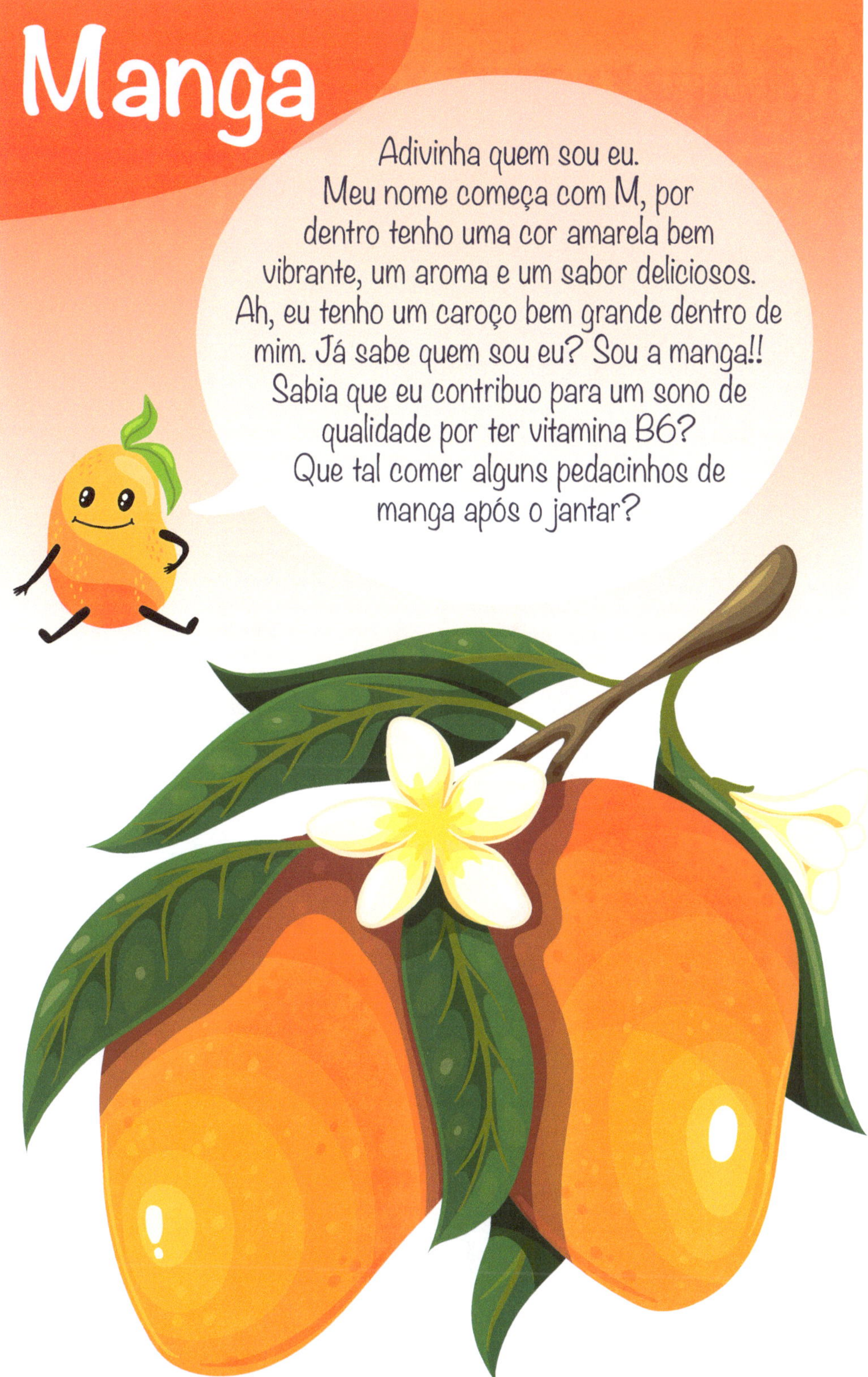

Melancia

Olá, eu sou uma fruta linda, grande, colorida, de formas arredondadas e tenho uma cor por fora e outra por dentro. Sou a melancia! Por dentro sou vermelha e com sementinhas pretas! Sou rica em água, o que ajuda na hidratação, principalmente no calor. Você sabe qual é a cor da minha casca?

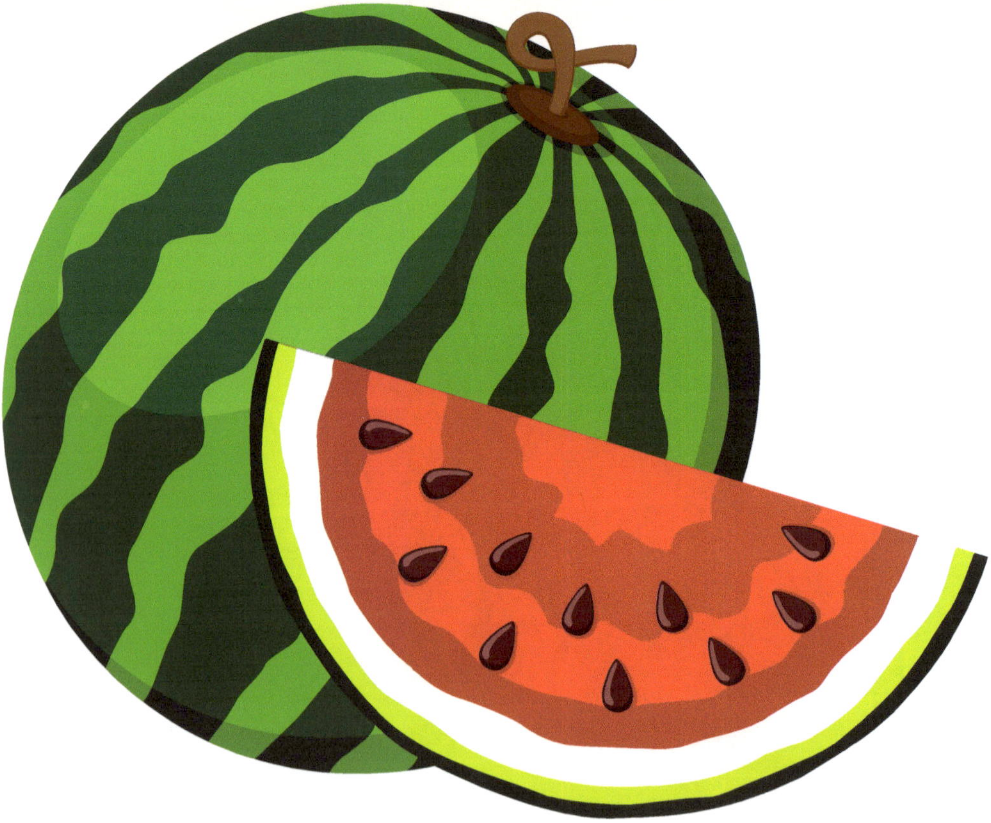

Melão

Você ainda não me conhece? Vou me apresentar. Sou redondo e pareço uma bola de futebol. Sou uma fruta bem docinha e forneço bastante ômega 3, que ajuda na coordenação motora, a dar mais equilíbrio para o corpo e a fortalecer os músculos. Dessa forma, você vai poder brincar, aprender e crescer com saúde! Já sabe quem sou eu? Sou o melão! Você sabia que existem melões de várias cores? Tem amarelinho bem claro, alaranjado e verde. Todos são deliciosos!

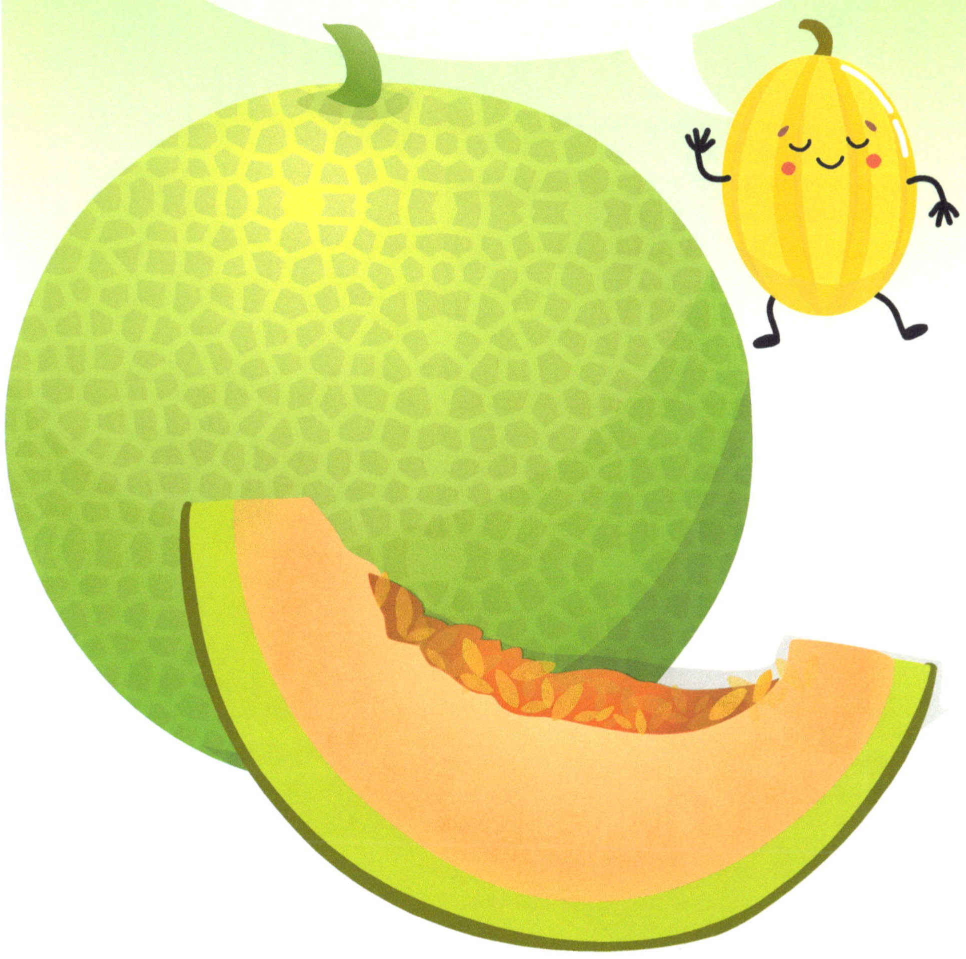

Mirtilo

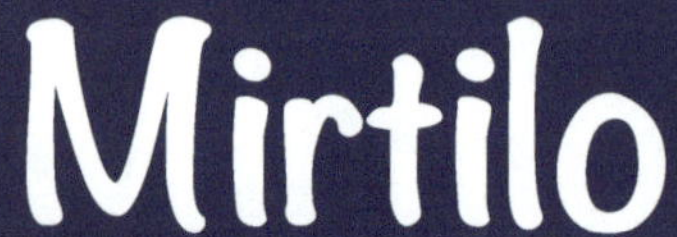

Eu sou uma fruta muito bonita e me pareço com uma bolinha. Tenho nutrientes para o seu cérebro que vão ajudar no aprendizado. Sabia que você pode comer algumas frutinhas no lanche da tarde? Basta bater no liquidificador com o leite ou bebida vegetal. Vai ficar uma cor linda e com um sabor delicioso.

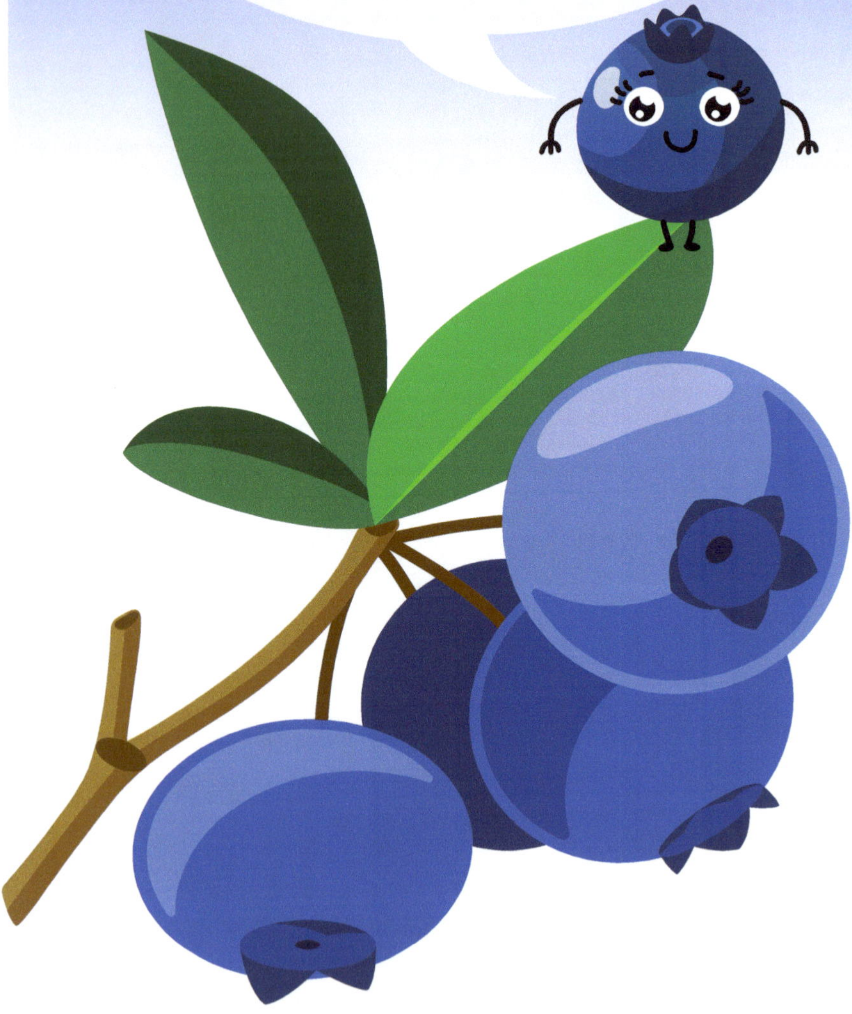

Morango

Sou lindo e romântico, pois muitas vezes tenho o formato de coração. Você já percebeu isso? Eu tenho nutrientes que ajudam os dentes a ficarem fortes. Já experimentou comer morango com chocolate? É uma combinação perfeita!

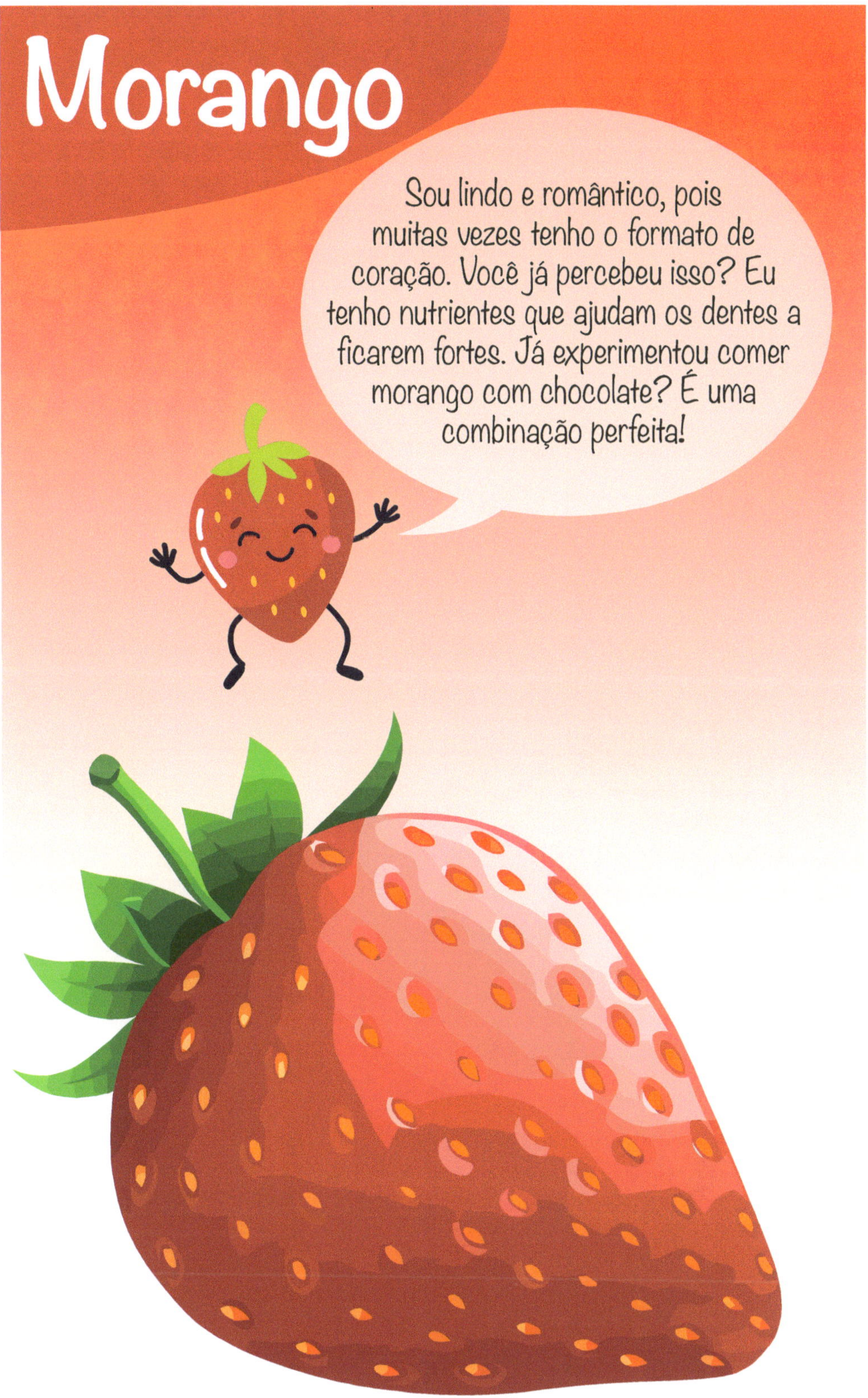

Pera

Oi, eu sou a pera,
uma fruta riquíssima em
fibras. Eu ajudo a não dar dor na
barriga e também a fortalecer os
ossos, o que faz você ficar mais
forte para poder pular e brincar.
Você sabe qual é a minha cor
por dentro?

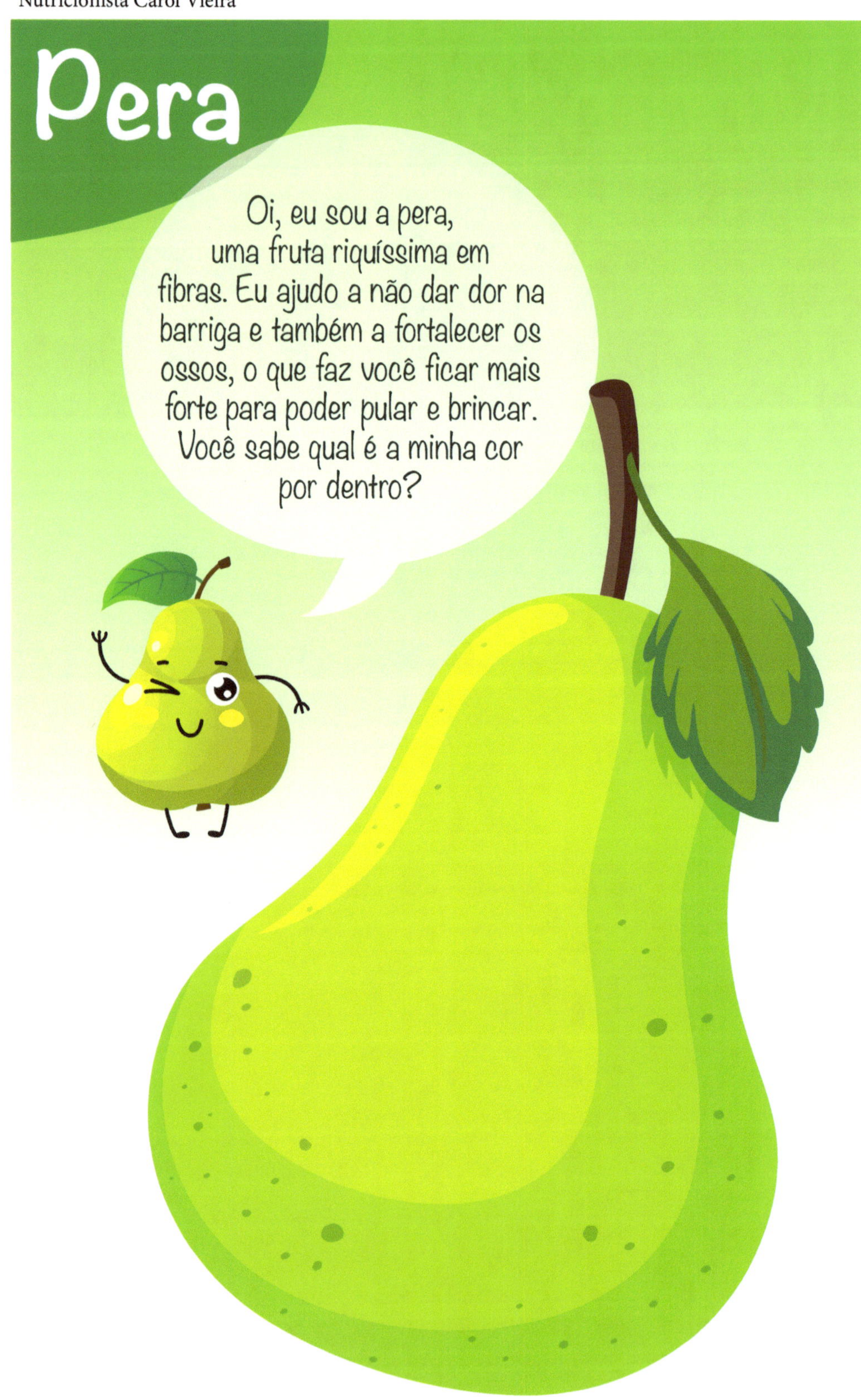

Pêssego

Adivinha quem sou eu? Sou uma fruta linda e com a casca bem macia, sou o pêssego. Essa minha cor fornece muita vitamina A, que ajuda a renovar as células do seu corpo e a saúde dos olhos. Você sabe qual é o nome do pé de pêssego?

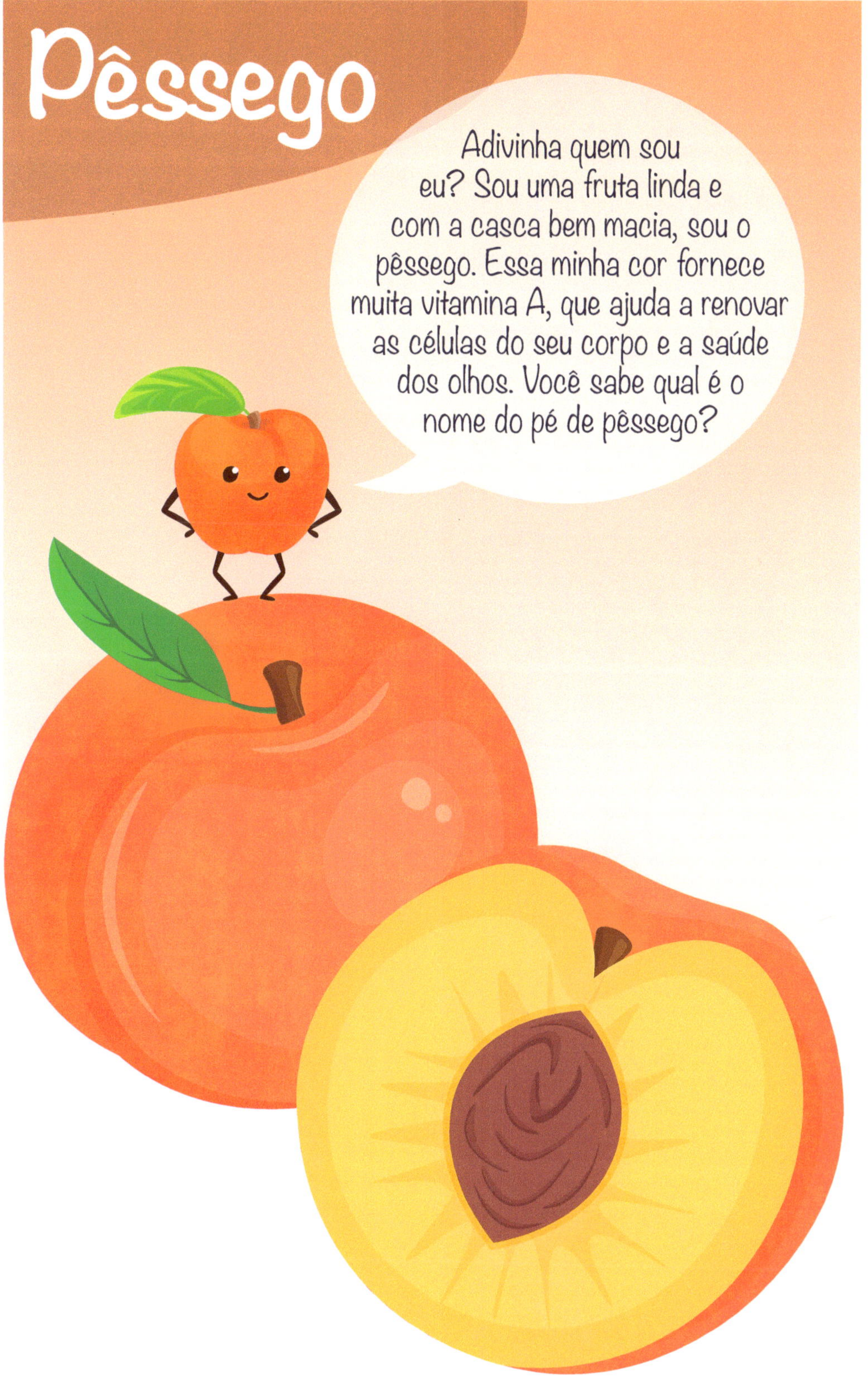

Pitaya

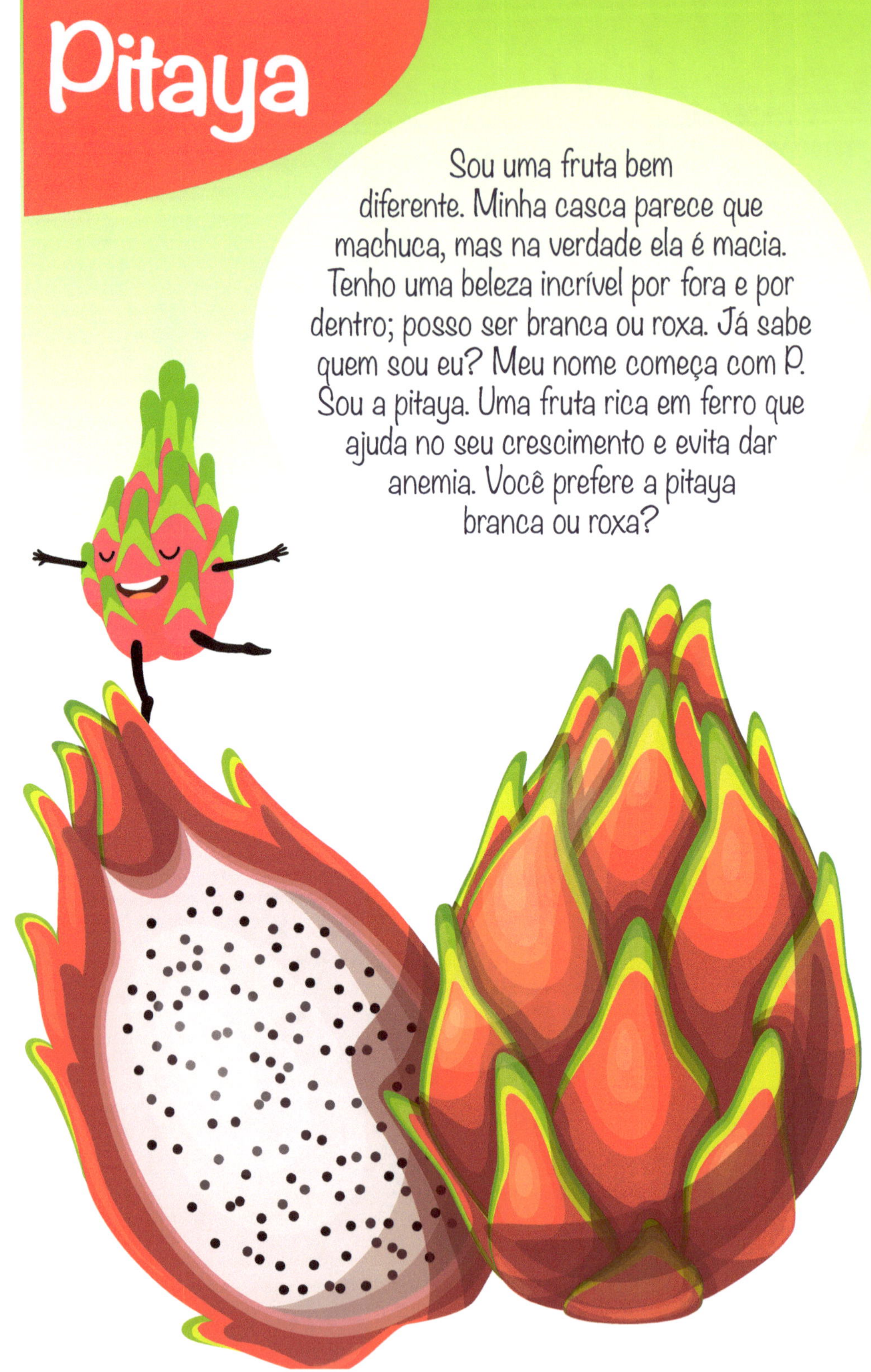

Sou uma fruta bem diferente. Minha casca parece que machuca, mas na verdade ela é macia. Tenho uma beleza incrível por fora e por dentro; posso ser branca ou roxa. Já sabe quem sou eu? Meu nome começa com P. Sou a pitaya. Uma fruta rica em ferro que ajuda no seu crescimento e evita dar anemia. Você prefere a pitaya branca ou roxa?

Tangerina

Eu tenho certeza
que você me conhece.
Tenho gominhos cheios de
suco com muitas vitaminas e
nutrientes que ajudam também na
saúde dos seus olhos. Eu sou a
tangerina! Você já contou
quantos gominhos
eu tenho?

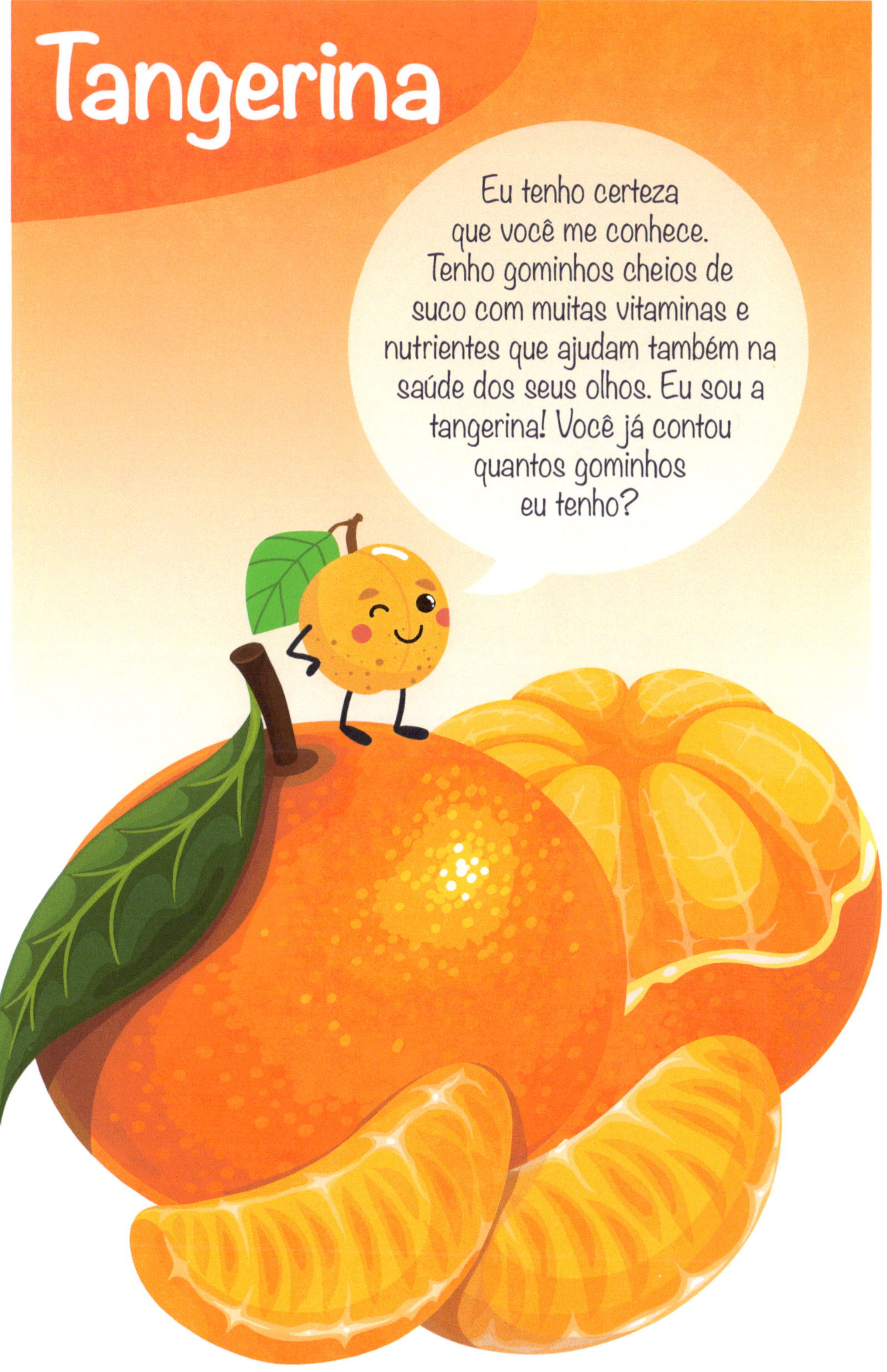

Uva

Muito prazer, eu sou a uva, redondinha e deliciosa. Posso ser verde, vermelha ou roxa. Qual você prefere? Sou rica em energia que vai te ajudar nas atividades do dia a dia, como ir à escola e brincar. Nos dias quentes você pode me deixar na geladeira e comer geladinha. Vai te refrescar muito bem!

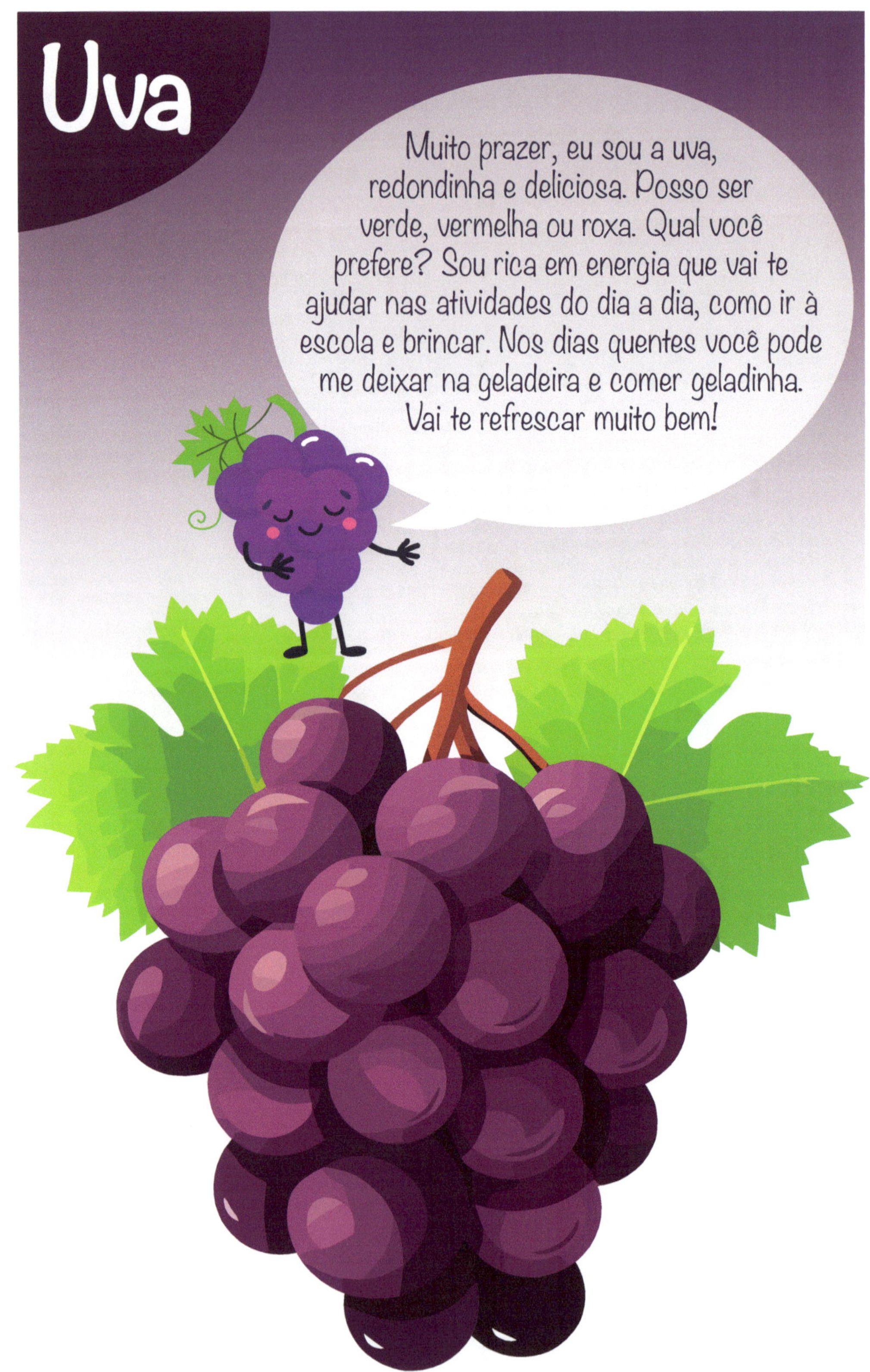

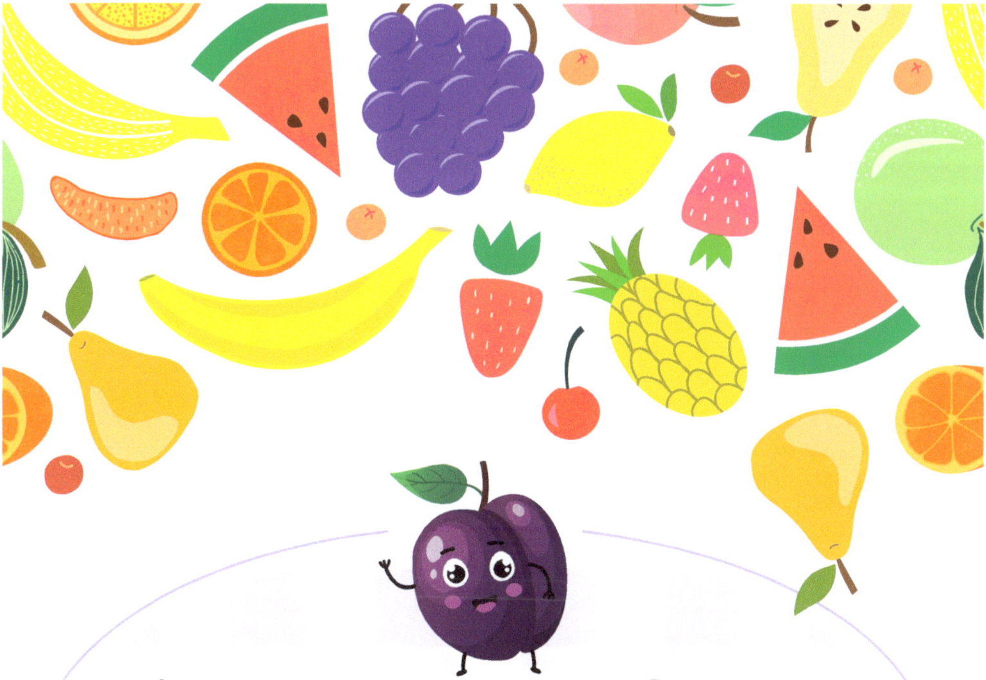

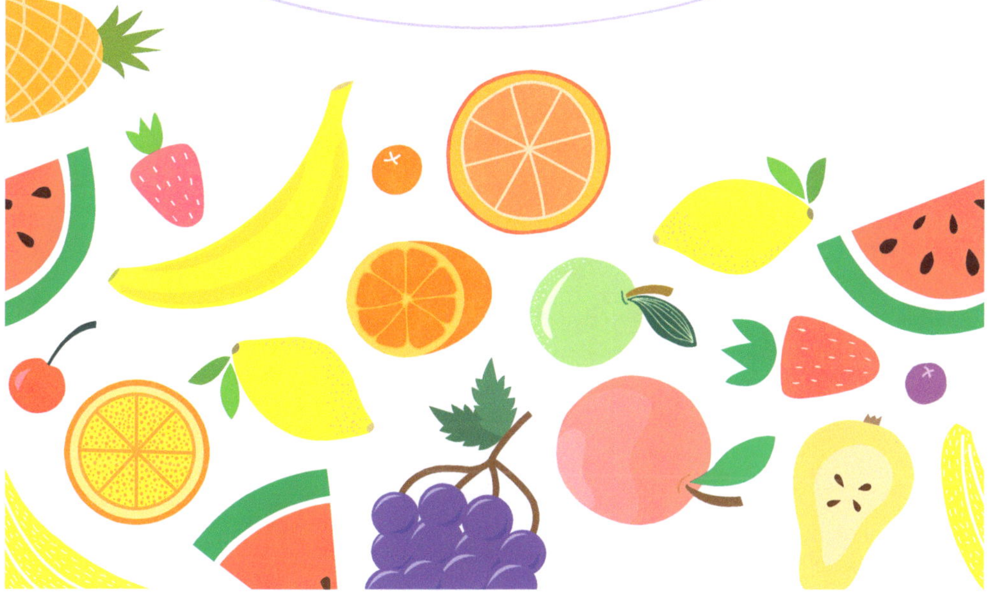

Receitas da Carol

Agora é hora de ir para a cozinha com
a sua família e preparar receitinhas fáceis para
saborear as frutas de forma diferente.

Bolo de caneca
sabor banana e mirtilo

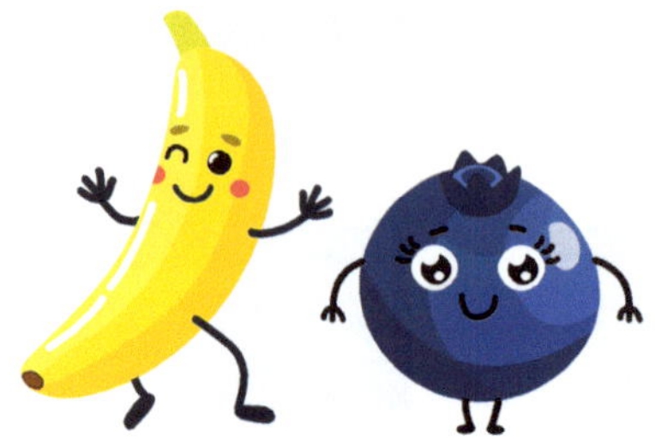

Ingredientes:

1 banana bem madura amassada
1 ovo
2 colheres (sopa) de iogurte natural
1 colher (sobremesa) de mel
2 colheres (sopa) de farinha de aveia
1 colher (café) de fermento em pó
2 colheres (sopa) de mirtilo

Modo de preparo:

Em um bowl coloque a banana e amasse bem, depois junte o ovo, acrescente o iogurte e o mel. Misture muito bem. Depois adicione a farinha de aveia e o fermento. Misture, coloque os mirtilos e mexa com cuidado.
Despeje a massa até a metade de uma xícara e leve ao micro-ondas por 1 minuto. Tire a xícara do micro-ondas e desenforme num prato. (Cuidado com a temperatura).

Prontinho, fica delicioso!

Creme de chocolate com abacate

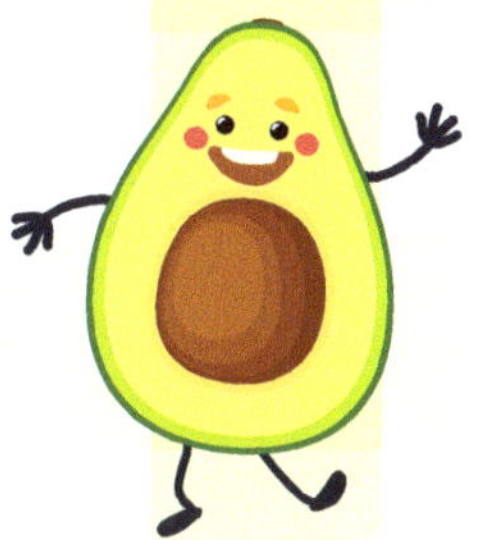

Ingredientes:
1 banana congelada
(congele sem a casca e picada em rodelas)
2 colheres (sopa) de abacate
2 colheres (sopa) de iogurte natural
1 colher (sopa) de mel
1 colher (sopa) de cacau em pó sem açúcar

Modo de preparo:
No liquidificador coloque a banana,
o abacate, o iogurte e o mel.
Bata muito bem.
Depois acrescente o cacau
e bata rapidamente, para misturar.

Prontinho, vai ficar um creme de chocolate delicioso!

Maçã e banana com especiarias

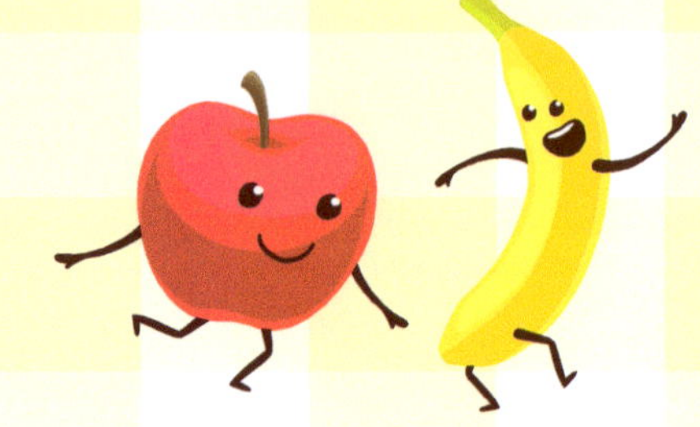

Ingredientes:
1 banana picada em rodelas
1 maçã cortada em cubos pequenos
1 colher (sobremesa) de mel
1 colher (chá) de canela em pó

Modo de preparo:
Em um bowl que possa ir ao micro-ondas,
coloque todos os ingredientes e misture bem.
Leve ao micro-ondas por 2 minutos.
Esse tempo é o suficiente para amolecer
as frutas e formar um caldinho delicioso.

Você pode misturar essas frutas cozidas
com o caldinho no iogurte natural.

Fica uma delícia principalmente em dias frios.

Abacaxi grelhado com canela

Ingredientes:
1 rodela de abacaxi
(de preferência um que esteja bem docinho)
1 colher (chá) de canela

Modo de preparo:
Em uma frigideira aquecida coloque
a rodela de abacaxi e deixe grelhar
de um lado e depois vire do outro.

Retire o abacaxi da frigideira
e coloque em um prato.

Polvilhe a canela e está pronto!

Panqueca de banana com morango

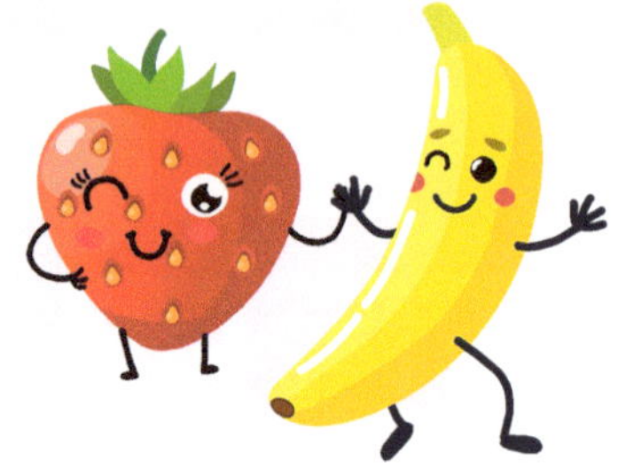

Ingredientes:

1 banana madura amassada
1 ovo
1 colher (sobremesa) de mel
1 colher (sopa) de farinha de aveia
1 colher (chá) fermento em pó
3 a 4 morangos picados

Modo de preparo:

Em um bowl coloque a banana amassada, o ovo,
o mel, a farinha de aveia e o fermento.
Misture muito bem.
Unte uma frigideira com azeite e coloque a massa
espalhando com uma colher até formar um disco. Você pode
fazer uma grande ou várias pequenas. Deixe dourar de um
lado e depois vire para dourar do outro.
Coloque a panqueca em um prato, adicione por cima os
morangos picados e regue com um pouco de mel.

Você e sua família vão amar!

Smoothie de manga

Ingredientes:
1 banana congelada
½ xícara (chá) de manga picada
½ xícara (chá) de leite
1 colher (sobremesa) de aveia

Modo de preparo:
No liquidificador coloque
todos os ingredientes e bata bem.

Prontinho!

Uma delícia para dias quentes.

Sorvete de mirtilo

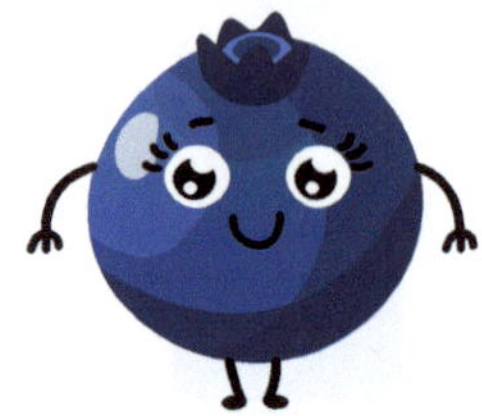

Ingredientes:
1 banana congelada
5 mirtilos
1 colher (sobremesa) de mel

Modo de preparo:
No liquidificador misture todos
os ingredientes e bata bem.
Coloque em um bowl e prontinho!

Você vai se refrescar
de forma saborosa e saudável.

Salada de folhas verdes com melão

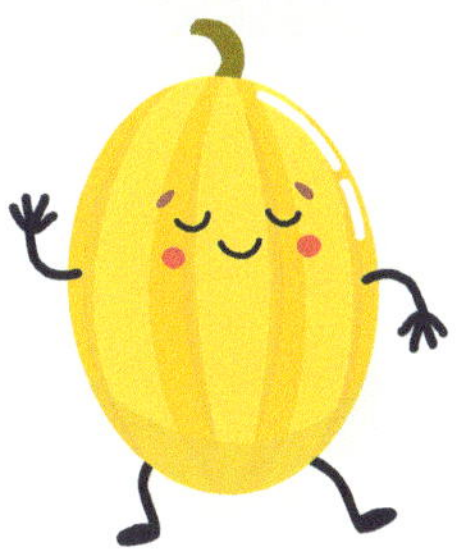

Ingredientes para a salada:
1 xícara de mix de folhas verdes
½ xícara (chá) de melão cortado em cubos
1 lata de atum

Ingredientes para o molho de iogurte:
1 colher (sopa) de azeite
2 colheres (sopa) de iogurte natural
2 colheres (sopa) de suco de limão
2 colheres (sopa) de água
Sal a gosto

Modo de preparo:
Em um bowl coloque os ingredientes da
salada e reserve. Em um outro bowl misture todos
os ingredientes do molho e regue o mix
de folhas verdes. Misture bem e prontinho!

Uma excelente opção para fazer
parte do seu almoço ou jantar.

Salada com molho de laranja

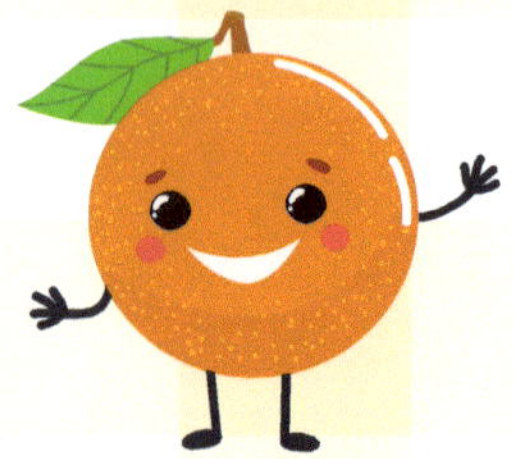

Ingredientes para a salada:
1 xícara de mix de folhas verdes
½ xícara (chá) de pepino cortado em cubos
5 tomates cerejas cortados ao meio
½ cenoura ralada

Ingredientes para o molho de laranja:
4 colheres (sopa) de suco de laranja
1 colher (sopa) de azeite
1 colher (café) de mostarda
Sal a gosto

Modo de preparo:
Em um bowl coloque os ingredientes
para a salada e reserve.
Em outro bowl coloque os ingredientes do molho
e misture bem. Regue a salada com
este molho de laranja e misture bem.

Prontinho! Você vai adorar.

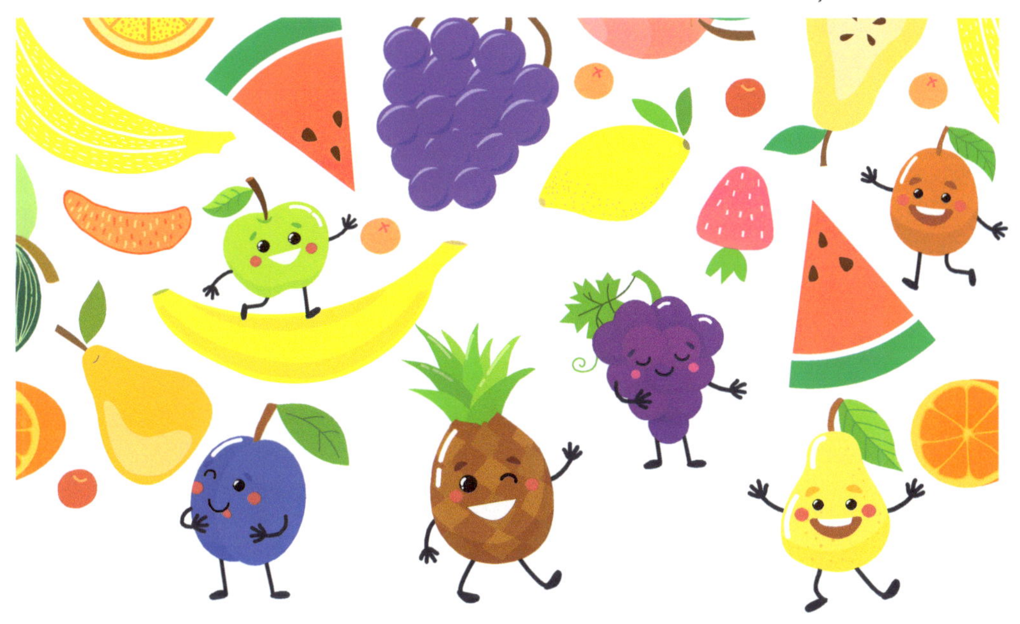

Vamos brincar?

Agora chegou a hora de se divertir. Você e sua família podem aprender mais sobre as frutas brincando. Você pode chamar seus amigos para brincarem juntos. Tenho certeza de que no final das brincadeiras você saberá muito mais sobre a importância de comer frutas todos os dias. Aproveite!

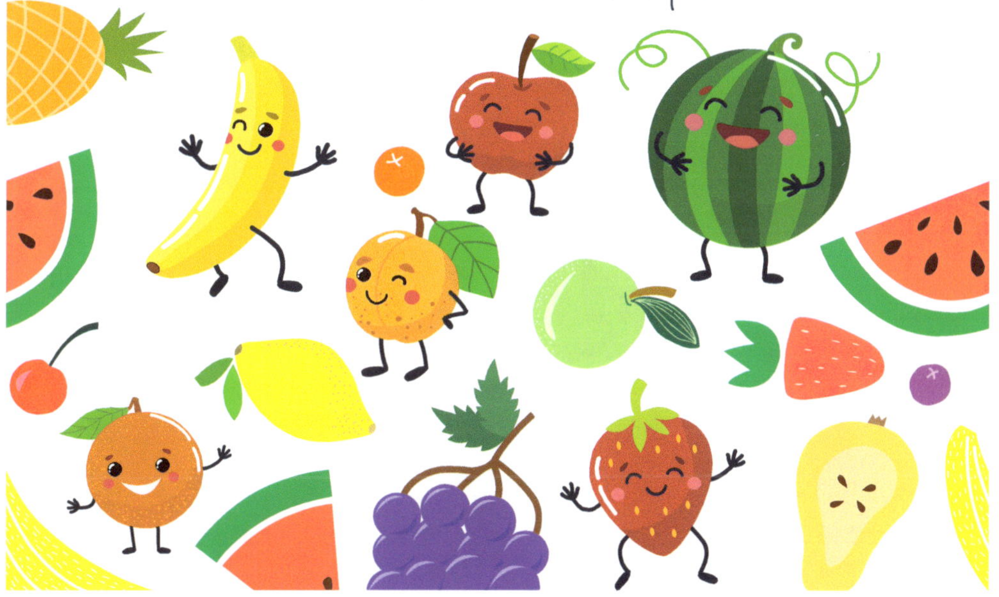

Para colorir

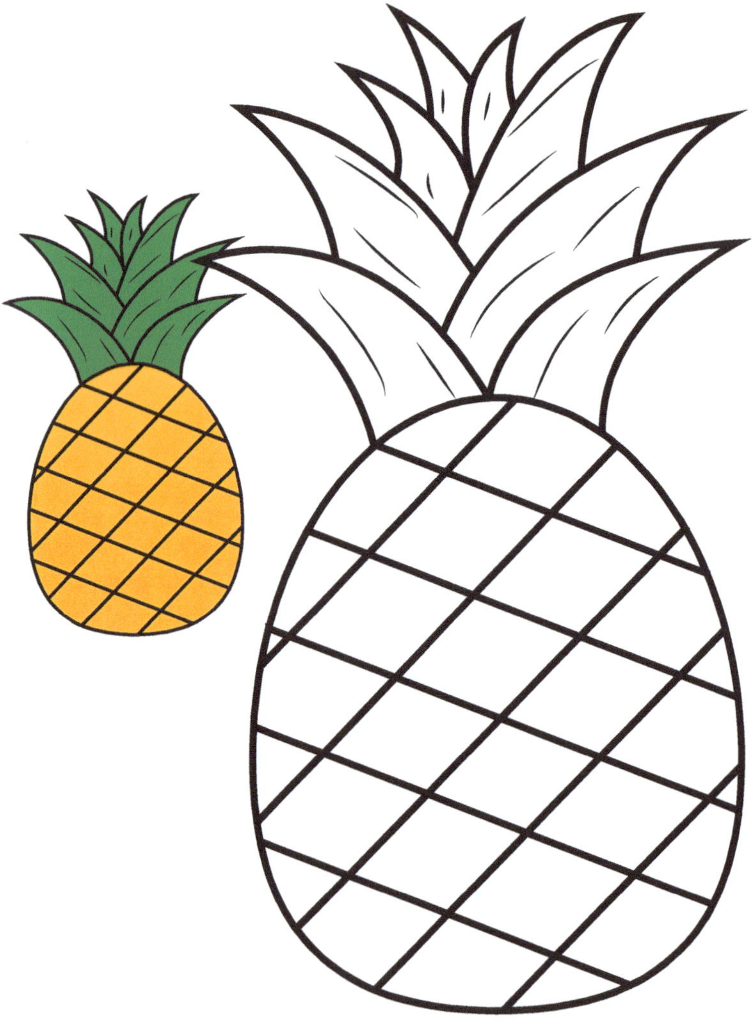

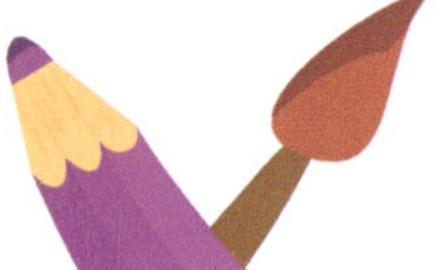

Para colorir

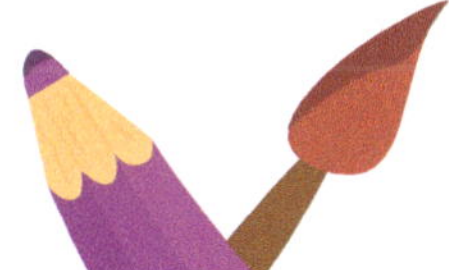

Para colorir

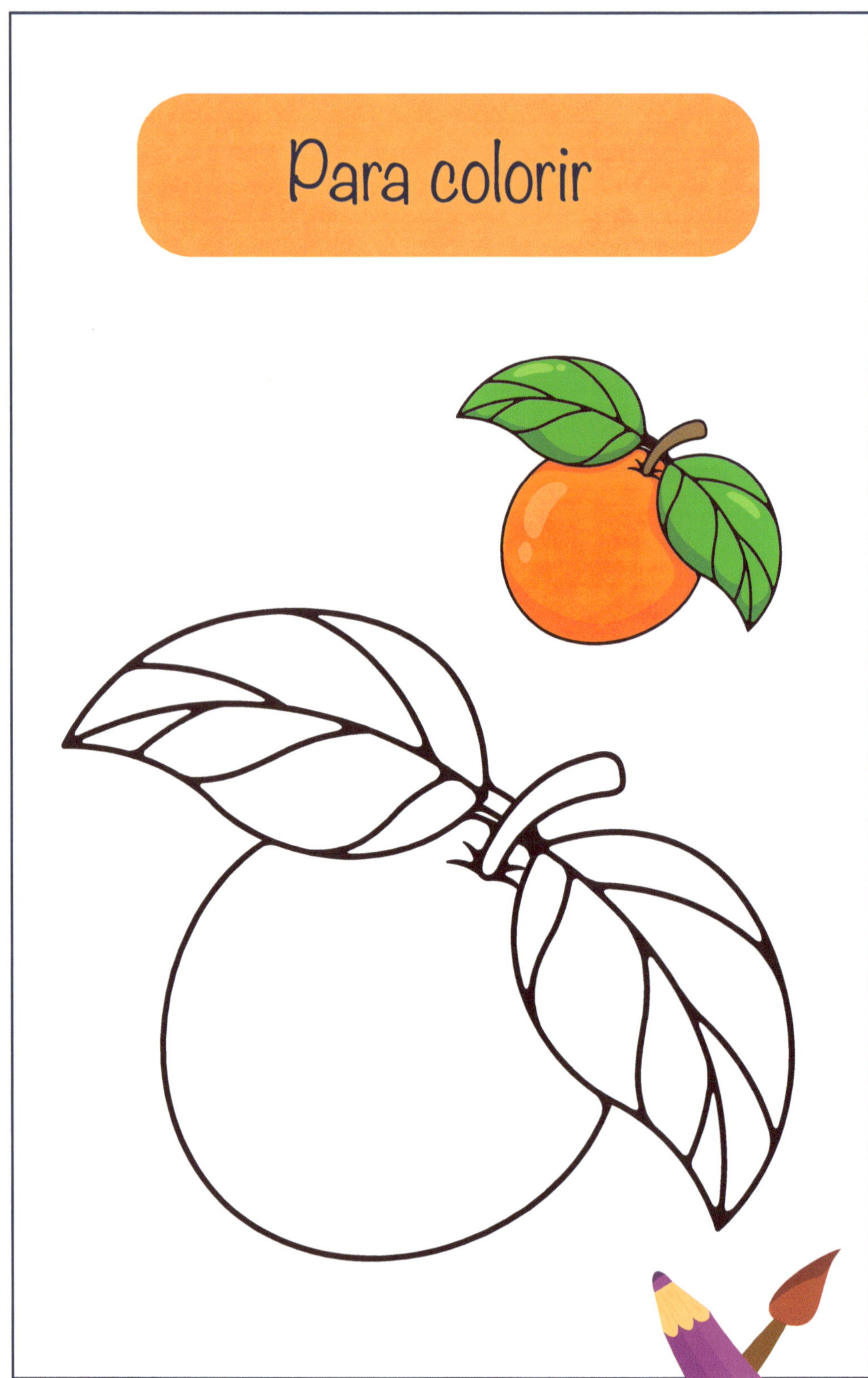

Para colorir

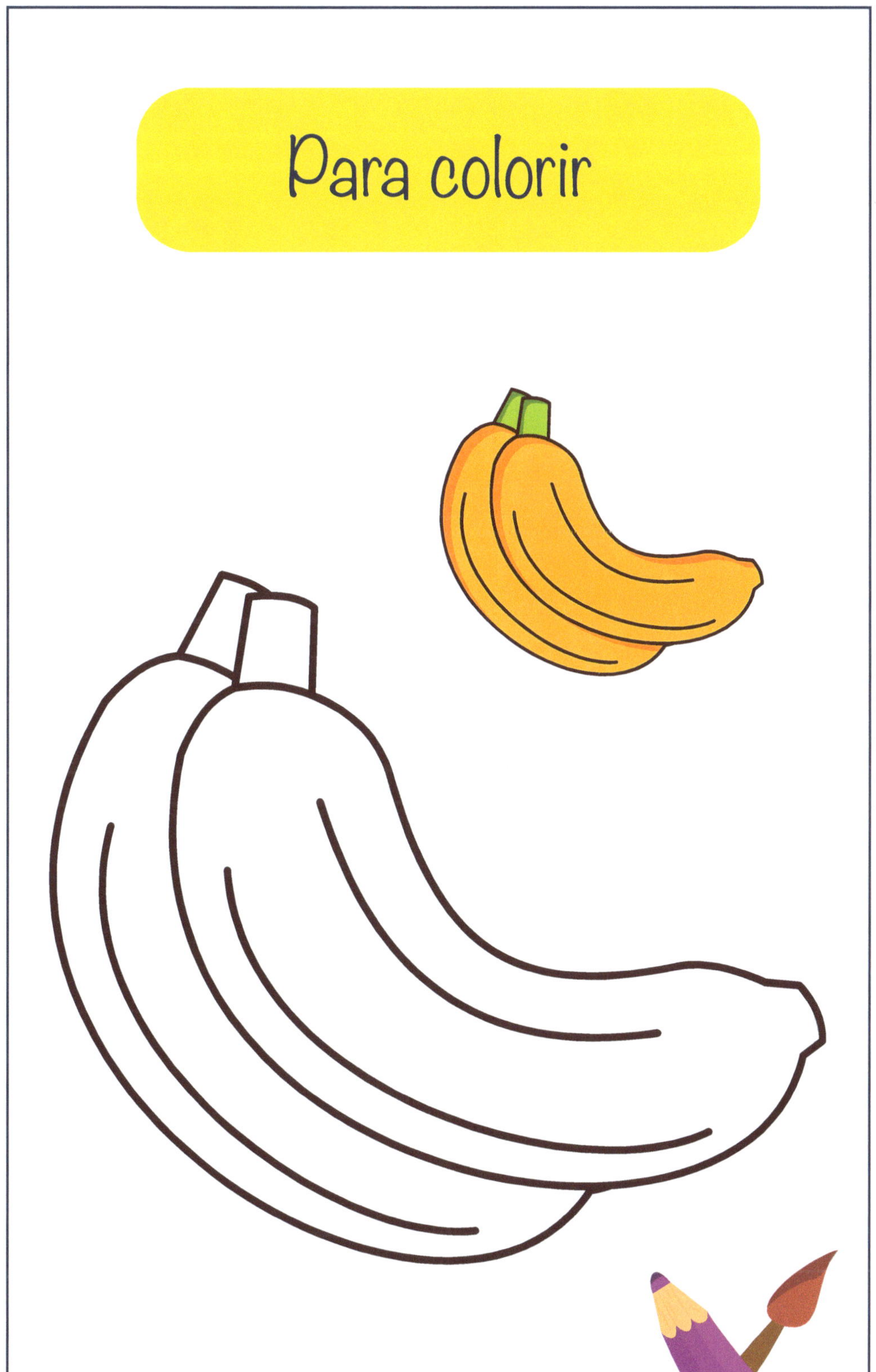

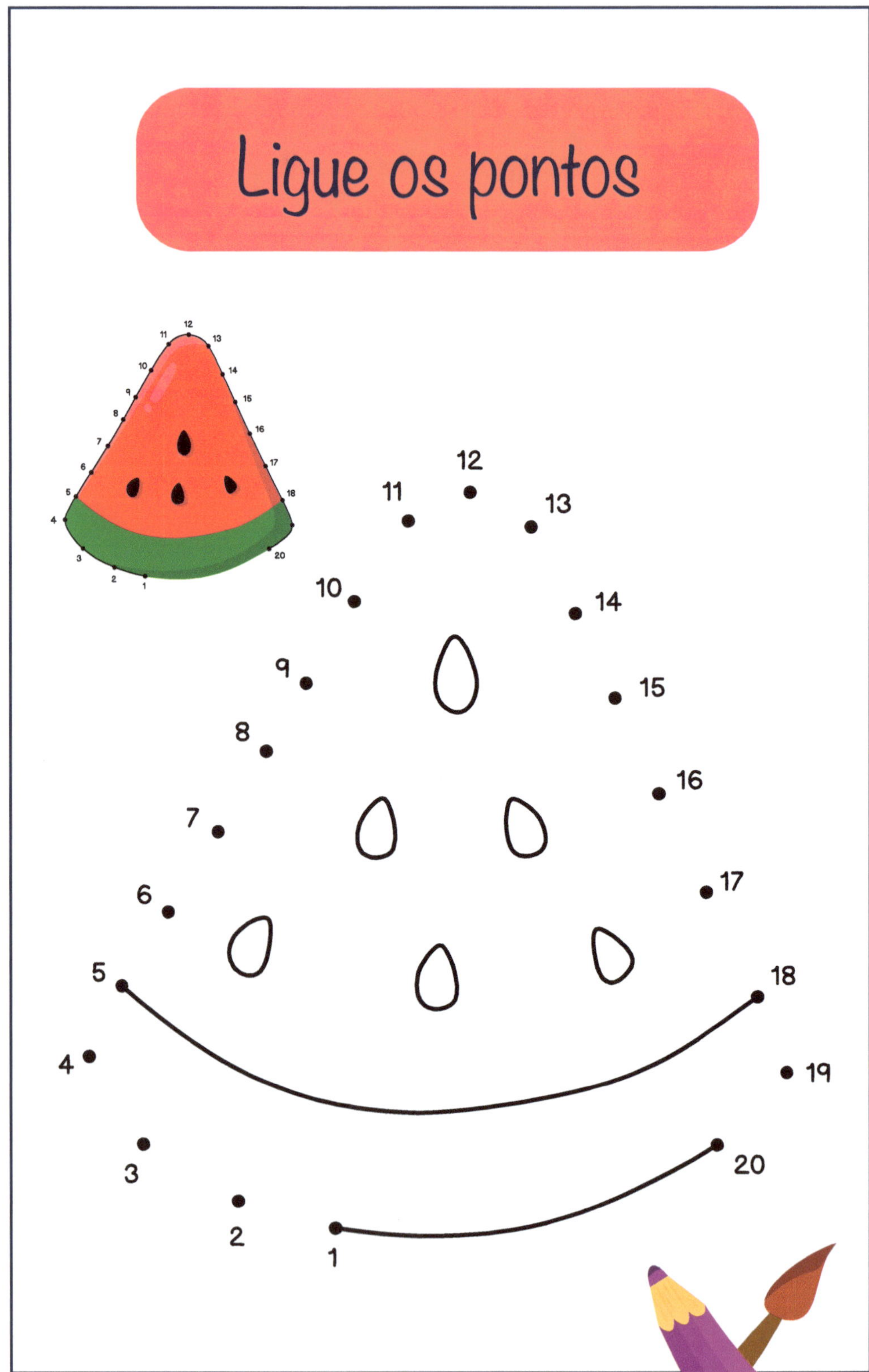

Ligue os pontos

Encontre o caminho

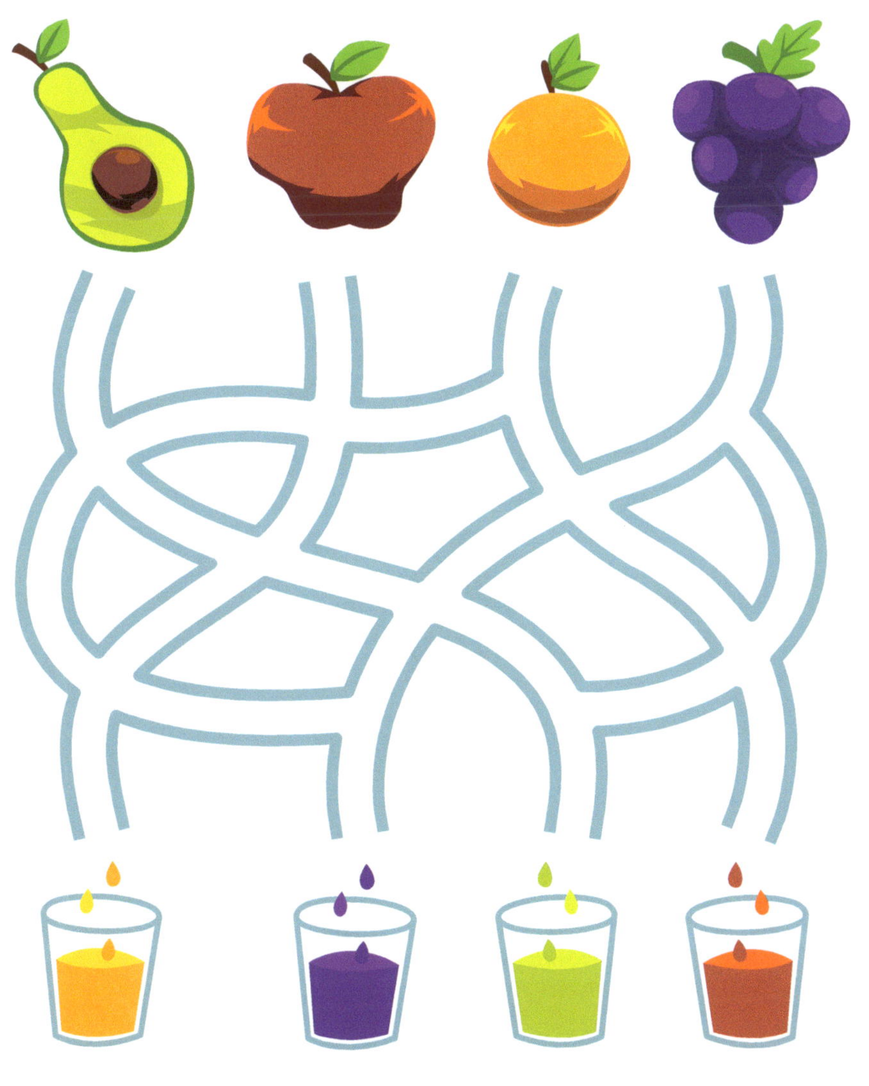

Quantas frutas tem?

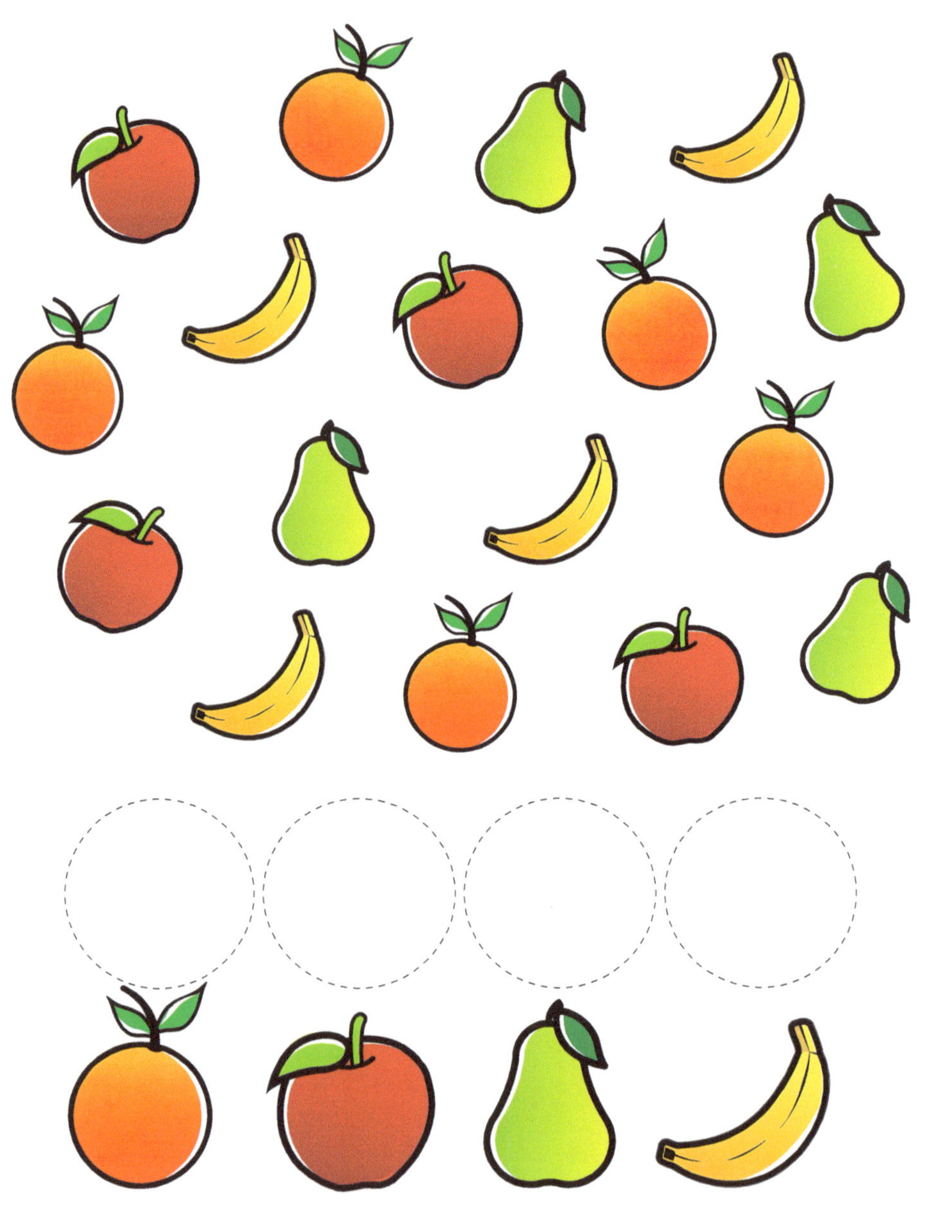

Ache a sombra

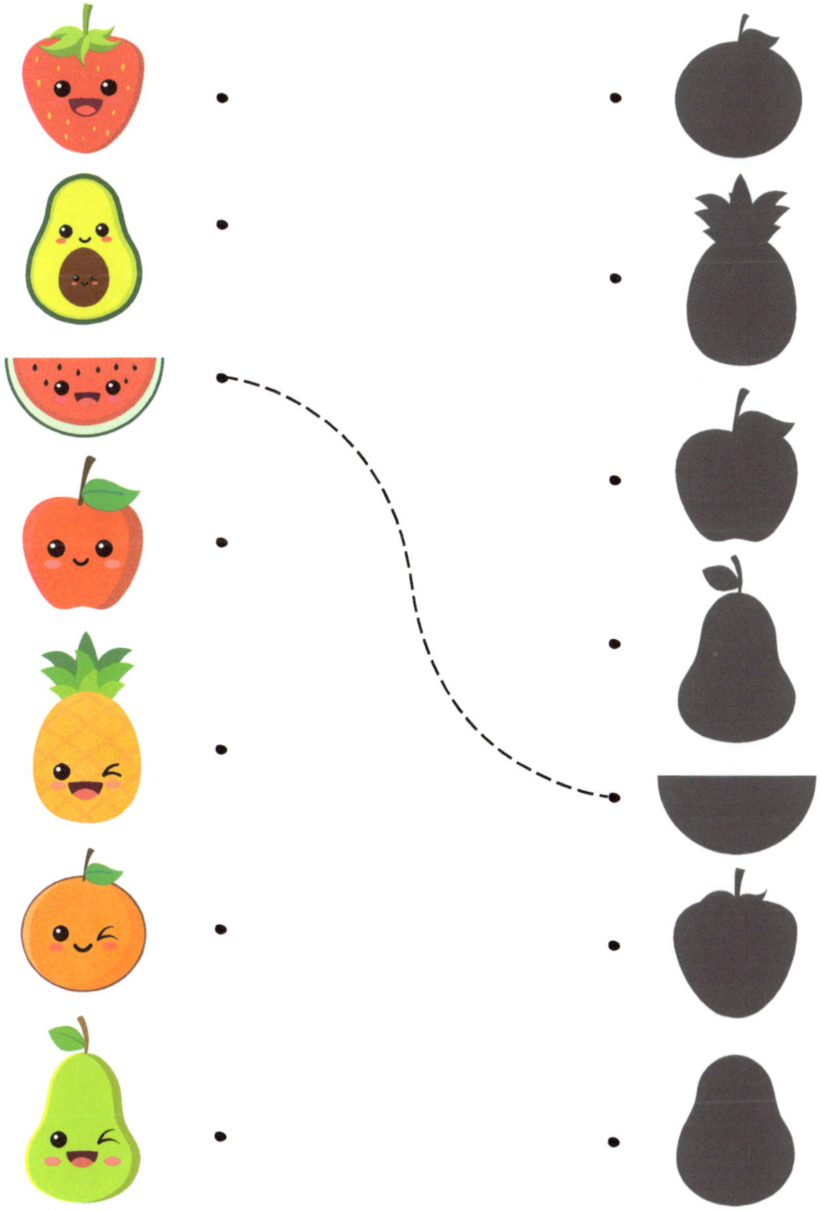

Ache as 10 diferenças

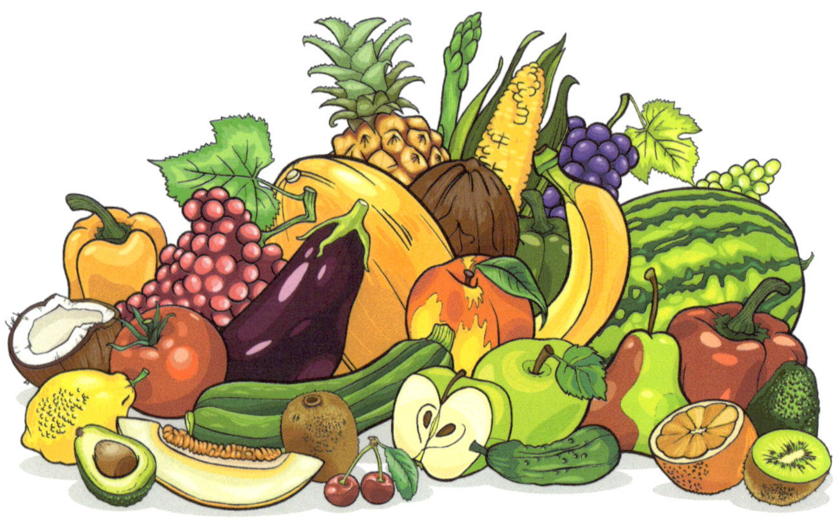

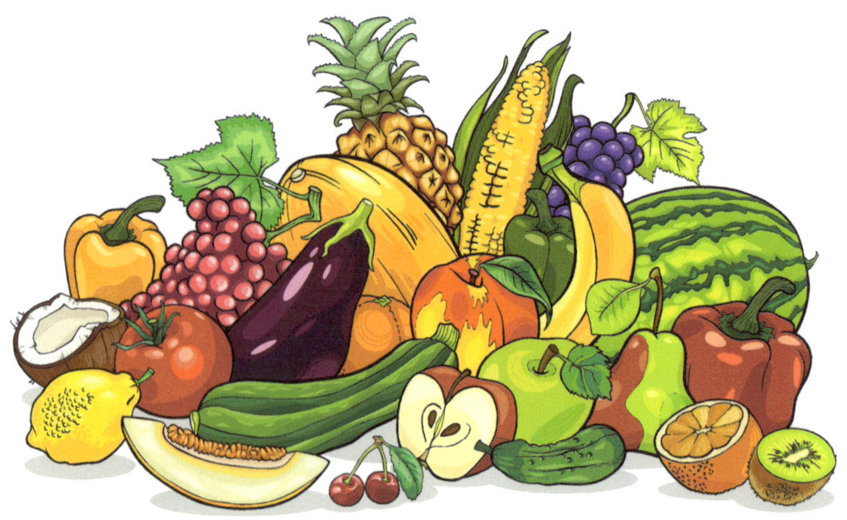

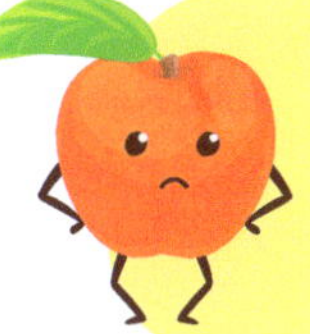

Caça Palavras

Desafio! Encontre a palavra em Inglês.

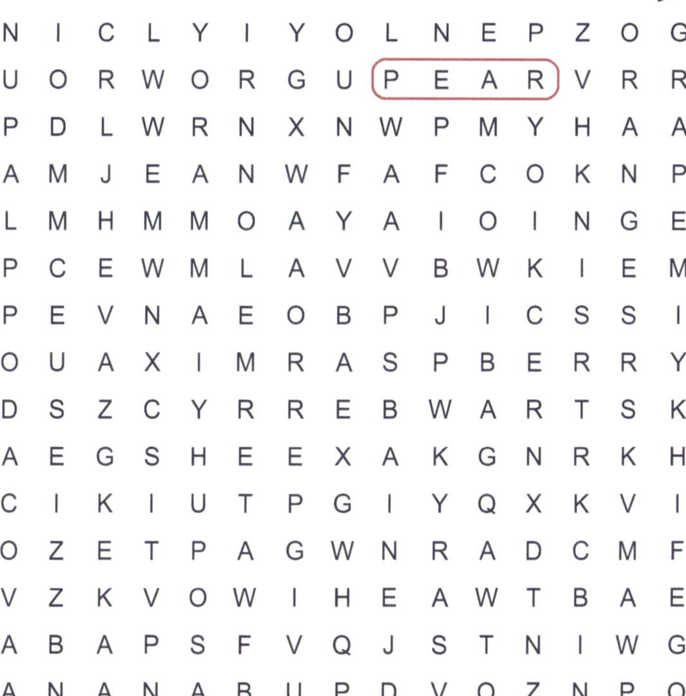

```
N I C L Y I Y O L N E P Z O G
U O R W O R G U P E A R V R R
P D L W R N X N W P M Y H A A
A M J E A N W F A F C O K N P
L M H M M O A Y A I O I N G E
P C E W M L A V V B W K I E M
P E V N A E O B P J I C S S I
O U A X I M R A S P B E R R Y
D S Z C Y R R E B W A R T S K
A E G S H E E X A K G N R K H
C I K I U T P G I Y Q X K V I
O Z E T P A G W N R A D C M F
V Z K V O W I H E A W T B A E
A B A P S F V Q J S T N I W G
A N A N A B U P D V O Z N P Q
```

melão	laranja	cereja	morango
melon	orange	cherry	strawberry
melancia	kiwi	pêra	pitaya
watermelon	kiwi	pear	pitaya
manga	banana	pêssego	
mango	banana	peach	
framboesa	tangerina	uva	
raspberry	tangerine	grape	
limão	abacate	mamão	
lemon	avocado	papaya	

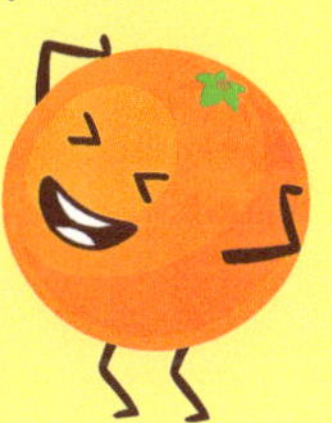

Respostas

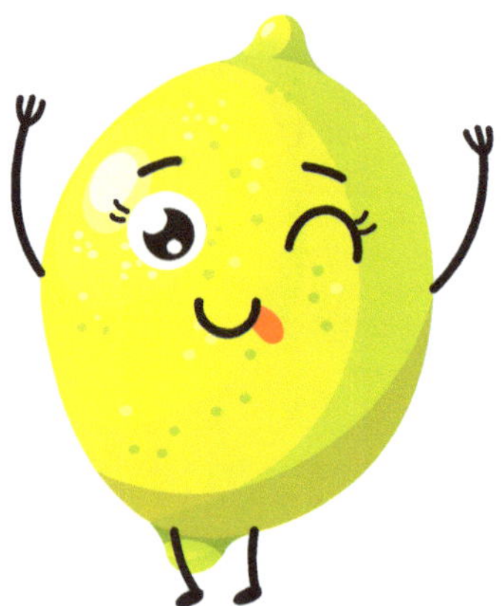

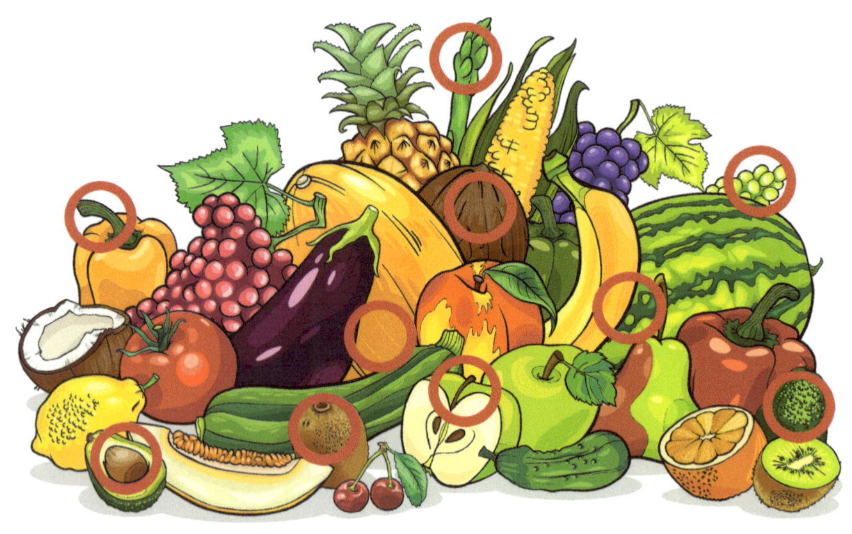

Respostas

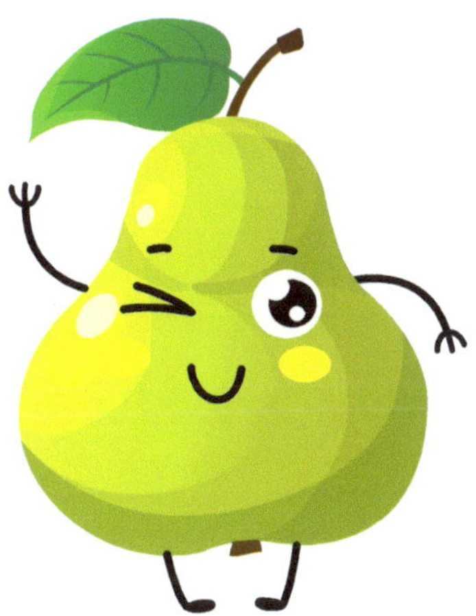

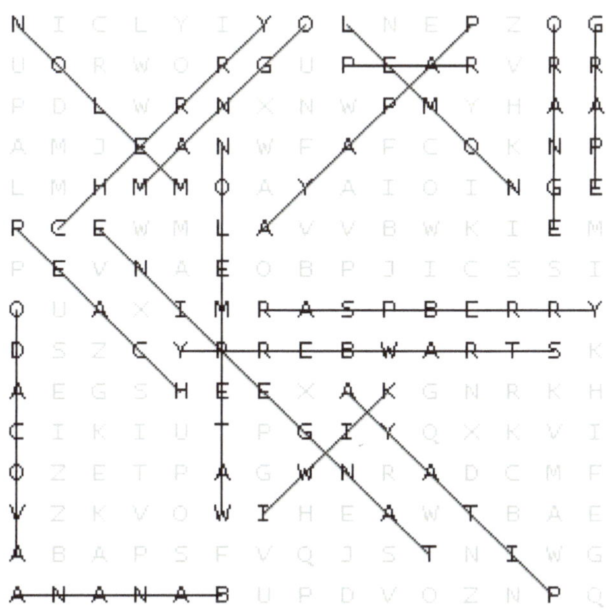

Anotações

Anotações

AGRADECIMENTO

Quero agradecer a todos os meus pacientes e seus familiares, que ao longo dos anos pude ajudá-los. Foi através de vocês que tive a ideia de aproximar mais a alimentação de forma educativa para toda a família. Agradeço a Fundação Vamos Falar Português (Orlando, Florida), que abriu portas para eu desenvolver um projeto de Alimentação Saudável para crianças. Este lindo projeto tem crescido e gerado bons frutos. Tenho mais um agradecimento muito especial, que é para o meu marido, Sergio Nisenbaum. Ele me incentivou e me ajudou para que este meu sonho de projeto fosse realizado.

www.ingramcontent.com/pod-product-compliance
Lightning Source LLC
Chambersburg PA
CBHW040926110726
48006CB00001B/82